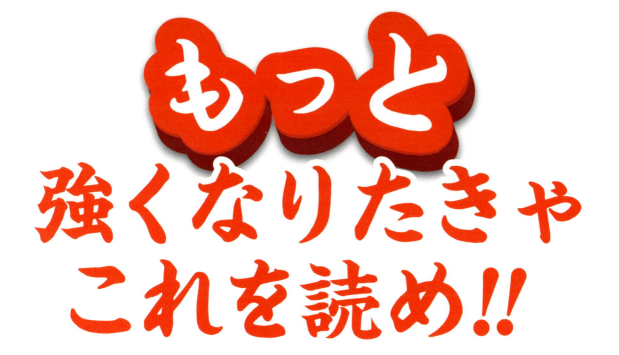

もっと強くなりたきゃこれを読め!!

軸・腱トレーニング編

古谷 真人 著

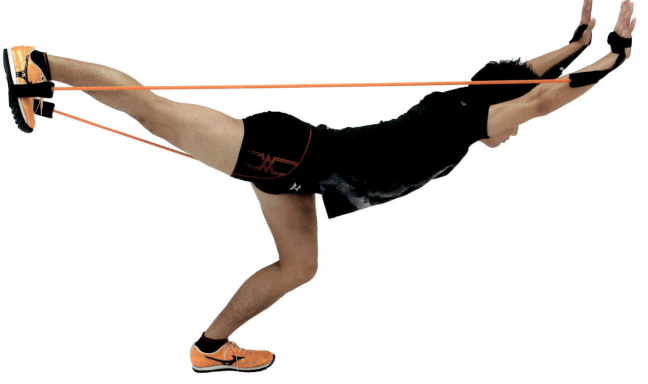

科学新聞社

CONTENTS

CONTENTS

CONTENTS

はじめに

「何かを変えなければ」と思っている人に読んでほしい。

「今の自分から一歩踏み込みたい」と思っている人に読んでもらいたい。

「もっと強くなりたい」と思っている人に体得してもらいたい。

「意識改革」は「取り組み改善」から

日常、自分が発する言葉は、語尾・文末を上げ調子で終わることを意識しています。日常の何でもない姿勢に気を配っています。トレーニングの時だけ一生懸命取り組んでも、それは結果に結び付かない。

かといってストイックになることはない。おおらか、大ざっぱは必要です。自分のところへツキが回ってくるコツをつかむだけで、日常もトレーニングも「ぐっ」と楽になり楽しくなります。この本はそのようなことが書いてあります。

説得と納得の違い

人から言われてイヤイヤやる。逆に「目からウロコだ!!」と自分から取り組む。この差はとても大きい。なじみのない「左右非対称」の理論だけど、実際にやってみると結構おもしろいのです。

というのも、みるみる効果が上がって楽しくなるからです。何でも楽しく取り組めた方が効果が上がります。やがて「スポーツM」へと変貌を遂げて、競技パフォーマンスが進化してゆくはずです。端から端までよく読んで、納得して実践してください。

ジンクスとルーティンの違い

ジンクスはすがるもの。ルーティンは成功するための手順であり、積み重ねです。

ひらめくためのトレーニング、ひらめくための自己啓発の繰り返しがルーティンになっていくのです。無駄なものと今必要なものとの選別がそこにあります。

まず、ウォーミングアップに何が必要か、クールダウンに何が必要か、実践して、自分の体の反応を感じてください。ウォーミングアップとクールダウンのマネジメントができると自信が持てます。

プロセスに関わる人間として

アスリート、スポーツ愛好家、現場の指導者の方々の疑問や質問に耳を傾ける。ヒアリングを大切にする。その場だけのフリなのか、本心なのか、を聞き分ける。実際にはとてもそれは難しい。あまりにもたくさんの情報がありすぎるから。

選手の注意信号や指導者の方々の疑問に繰り返し向き合いながら、今必要なこと、実践した方がよいことを伝えていく。「伝える」「伝わる」「伝わったかな」の葛藤はいつもある。あきらめないで続ける。選手の故障とけがの予防のために、パフォーマンス向上のために、万が一、痛みを発し故障してしまった時の回復・復帰が早くなるように。

この本の特徴は「左右非対称」である

この本は、体のどこに効くではなく、「左右非対称」理論に基づいて、「軸」を入れて各部を「連動」させる動作の先取りができる体をつくることを目指しています。

古谷　真人

1

「左右非対称」とは

　臨床歴30数年、トレーニング指導歴20数年の経験から、次のことが分かりました。

・9割以上の方々が、アスリートが右下がりだった。
・右腸骨後方下方（PI）転位と右肩下がりは一致する。
・左腸骨前方上方（AS）転位と左肩上がりは一致する。

　身体を伏臥位（後方）から見て、後上腸骨棘（PSS）を左右で比べてみると、右後上腸骨棘（PSS）が後方に突き出して下がっており、左後上腸骨棘（PSS）は後方に突き出してなくて上がっています。
　「突き出している、下がっている」「突き出していない、上がっている」の多少の差はあるが、ほとんどがこのパターンで検出されます。
　伏臥位で足首をロックして、膝伸展にて股関節を支点に下肢挙上テスト（『ストレッチing編』p.26、27参照）。を実施して左右対比すると、

・右下肢の角度が小さい（浅い）。
・左下肢の挙上角度は大きい（深い）。

　これは、右腸骨の後方下方転位を示し、左腸骨の前方上方転位を示しています。
　伏臥位で、下腿三頭筋、アキレス腱の状態(硬さ)を踵骨(足関節)を固定して牽引してみる。

・右は、アキレス腱、下腿三頭腱移行部でロックがみられる。深部で硬い。
・左は、下腿三頭筋、筋腹部でロックがみられる。腓腹筋が肥大している。

　伏臥位で、下肢伸展における内顆で、左足が長くなる。

　仰臥位で、肩峰を上方から下方に押すと、

・右肩峰部（肩鎖関節）は、下方に下がったままで、ほぼ上がってこない。
　これは右肩下がりを示す。
・左肩峰部（肩鎖関節）は、下方から上に押し上がってくる。
　これは左肩上がりを示す。
・腸骨後方下方（PI）転位側は、ハムストリング筋が短縮している。
・腸骨前方上方（AS）転位側は、下肢外転筋群が肥大および伸張している。

　この要素が、右下がり、左上がりを誘発する。これに伴い、外腹斜筋の左右のアンバランスが発生し、上肢の内転・内旋、外転・外旋が起こり、右肩下がり・左肩上がり、下部頚椎の右回転を招きます。

　体表からの骨格バランスをイラストで表してみると、こうなります（右図参照）。

　ちなみに仙腸関節はで、右下がり側は非加重側で、左上がり側は加重側になります。
　右下がり、左上がりという左右非対称の法則から考えたのがバックキック　トレーニングです。

体表からの骨格バランス

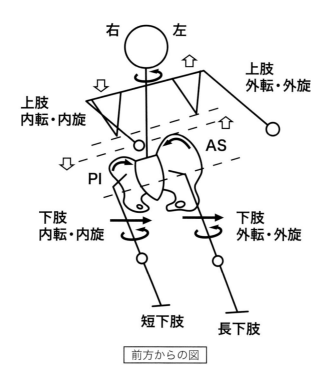

前方からの図

安シンメトリー協会

　左右非対称の考え方をもとに身体アプローチすることで、施術効果・トレーニング効果を高めます。当協会の設立目的は、その考えに基づいて、各地域で、セミナーやワークショップを行いながら、ストレッチング、トレーニングの方法を広めて行くことです。また、いっしょに活動していただける方々と理解・協力を深めていくことを大切にしています。

　当協会に興味を持たれた方は下記まで、ご連絡ください。

《連絡先》　株式会社 科学新聞社内　安シンメトリー協会
　　　　　　東京都港区浜松町 1-2-13　〒 105-0013
　　　　　　Tel：03-3434-3741　Fax：03-3434-3745

著者・古谷真人に聞く （聞き手：科学新聞社社長・斎藤信次）

——前作『強くなりたきゃ これを読め!! ストレッチ ing 編』を出版するまで、古谷さんとはかれこれ 20 年を超えるお付き合いがあったわけですけど、にもかかわらず一緒に仕事をさせていただいたのはお付き合い当初の「ケミスポ・テープ」のセミナーだけだったんです。それが 3 年前、別件でお会いした時、ひょんなことから意気投合して一気に一昨年の出版の運びとなりました。

　タイトルからも治療家だけを対象にしてはいないということは承知しておりましたが、元々カイロプラティック専門書の出版物が多く、ストレッチ ing 系の実用書はあまり出版した経験がなかったので、どこにどのように宣伝していったらよいか全く見当がつきませんでした。でも、古谷さんはよほど自信があったんでしょうね。これまで古谷さんの指導を受けた人たちをはじめ、この本の出版を待っていた多くの方々からご支援いただき、おかげさまで順調に売れています。

　そこで今回、続編『もっと強くなりたきゃ これを読め!! 軸・腱トレーニング編』の出版にあたって、前作では著者がどのような臨床やトレーナー経験から「左右非対称」「仙骨を力め」と言っているのか、巻末の著者略歴からでは読み取れないんじゃないかと思い、著者の理論体系を知ってもらうためにもその人となりを紹介し、さらに古谷理論の信奉者を増やせたらと思いました。よろしくお願いいたします。

　まず前作は古谷さんの発する強烈なパワーから、その勢いだけで作った感がありました。そのパワーの源を解き明かすためにも、小さい頃のお話を聞かせてください。小中高校当時「ブル」と呼ばれていたそうですが、それは「ふるたに」の「ふる」をもじってそう呼ばれていたんですか。また、この世界に入るまでの経緯を教えていただけますか。

古谷　生まれは和歌山県の南紀白浜です。今も故郷のスポーツ振興イベントなどで年に何回か呼んでもらって帰っています。いまだに「ブル」と呼ぶ幼なじみが大勢いて、「帰ってきたんだなぁー」と懐かしく思い、ほのぼのとします。白浜という地名や「ブル」というニックネームに心から愛着を持っています。ニックネームの由来は、当時から体も大きく、「動き出したら誰も止められない」「猪突猛進」のイメージとブルドーザーを合わせて付けられたんだと思います。

——幼少期はどんな少年でしたか。ご両親の教えは何ですか。

古谷　学校から帰ると畑の手伝いをしたり、野球したり、外で元気一杯遊んでいる子どもでした。常に、親父からは「手に職をつけろ」と言われて育ちました。

——座右の銘はありますか。

古谷　「継続は力なり」と「笑う門には福来たる」です。親父から諭され授けられた言葉は「無事これ名馬なり」「覆水盆に返らず」です。

　「どうしてこの世界に入ったか」ですが、小さい頃、おばあちゃんやおふくろの肩たたきをして褒められて、お小遣いをもらったこと。腰痛で仕事を休んでいた親父を楽にしてあげたいと思ったこと。自分が高校時代、陸上競技の投てきをやっていて過剰な練習でヘルニア性の左坐骨神経痛になり練習ができなくなった時、カイロプラクティックの治療院を紹介してもらい通院し治ったこと。弟がドラフトでプロ野球に指名され入団した際、役に立ちたいと思ったこと。たくさんのきっかけがありますが、大学でも何度か故障してしまい、治療ができて競技復帰までの運動処方箋を出せるような治療家・トレーナーになりたいと思い、決心しました。

——まず身近な方を治してあげられる、助けてあげられる治療家・トレーナーになりたかったということですね。

古谷　はい、そうです。

―――進路を決めてからも競技を続けたのですか。

古谷　続けました。大学の卒業試験が終わった直後に専門学校の試験を受け、治療家の道へ一歩踏み出しました。

―――専門学校時代はどのような生活でしたか。

古谷　故大橋榮作先生に師事し、住み込みで治療院の下働きをしながら専門学校に通わせていただきました。

―――専門学校を卒業した時には治療のノウハウは分かりかけていましたか。

古谷　資格試験に合格しただけで、全く何もできませんでした。師匠や兄弟子から手が空いた時や勉強会でご指導いただきました。

―――その時学んだことで今も残っている言葉はありますか。

古谷　師匠から「仙腸関節がとても大切だ」「発想は自由だ」と言われたことです。

―――母校（法政大学）で投てきのコーチ兼トレーナーをやるようになった経緯はどうだったんですか。

古谷　２年先輩の小川伸次さんを介して跳躍コーチをしていた前川英幸さん（株式会社　陸上競技社・副社長）が熱心に誘ってくださいました。最初は全く行く気はなかったのですが、「現場を知っていれば後になって治療家として役に立つから」と、何度も何度も説得に通って来られ、根負けした感じです。

―――どうしてなかなか承諾しなかったのですか。

古谷　開院当初は、ゆったりと治療院を営みたいと思っていました。日々時間に追われて忙しくなりたくなかったんです。治療の書籍を読んだり、治療のビデオを見たり、検証と研究に時間を費やしたいと思っていたので、なかなかふんぎりがつきませんでした。団体や大勢の人の中に入ると、一番近くにいてくれる人を大切にできないような感覚を持っていました。人嫌いの時期だったんでしょうかね。

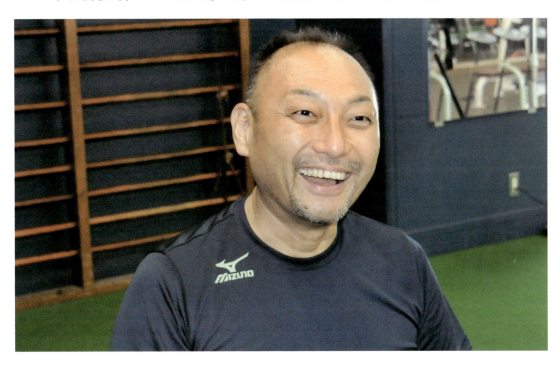

——でも、やらざるを得ないというかやることになったんですよね。

古谷　はい。お引き受けしてから18年間、関わらせていただくこととなりました。

——それは適任だったからじゃないですか。

古谷　適任というよりは、陸上競技部の現場スタッフのみなさんやOB会のみなさんに温かく接していただき、支えていただいたからです。特に、陸上競技部部長だった丸山吉五郎先生、故広瀬OB会会長に歓迎していただきました。

——実際にトレーナーをして一番多かった症例やその後の治療に役立ったことを教えていただけますか。

古谷　多かったのは「膝関節の痛み」と「ハムストリング筋の肉離れ」です。膝関節の痛みについては、大半の病院・治療院に行くと「休め」と言われますが、アスリートは休むことを嫌うことが多いのです。休むことによって回復するケースと、積極的に関節を締める能動的なトレーニングをすることで治癒促進するケースがあるので、その理由の説明と見分けのアドバイスが大切な処方箋でした。「休む」と「積極的にトレーニングする」の見分けが治療家や指導者の的確な目であり、腕だと思います。
　　膝の痛みは屈曲制限や伸展制限だけでなく、レベル1〜5までの仮設定をして治療指示なり休養指示（自分でできるアイシングなど）なりを出したほうがよいと思っています。また「膝に原因があるのか」「足首がねじれていて（プロネーションしていて）膝に関連痛で出ているのか」「股関節の頸体角と運動軸が狂っていて膝に痛みを出しているのか」ということを見極めることで休養指示の出し方が変わります。経験がトレーナーと治療家の目を肥やしてくれます。
　　とにかく膝が痛い場合は「筋トレッチ ing」（『ストレッチ ing 編』p.140参照）と「背筋」（p.73参照）をさせて膝関節を締めます。足首、股関節からの関連痛の時も膝そのものが原因の時でも必ず膝関節が緩んでいるのでこの方法で改善します。筋トレーニング、背筋を行うことで寛骨臼に対しての大腿骨頭のねじれがなくなります。関節の最密位を得ることになるからです。
　　ハムストリング筋の肉離れの際、この方法は適用ではありません。なぜなら、背筋運動時は、ハムストリング筋と内転筋には直接刺激が入りすぎて過剰刺激になるからです。背筋ができたら、「懸垂」（「バック懸垂」本書 p.98参照）を指示します。それでもう一段階、膝の関節を締めることになります。足首を背屈することで、下肢の解剖軸・機能軸を同時に整えることができます。今ではトレーナーをやって良かったとつくづく思いますし、そういう環境をつくってくださった方々に心より感謝しています。

——治療院を開業して25年を超えられましたが、コーチ、またトレーナーと二足ないし三足のわらじを履いた生活を振り返ってみていかがですか。

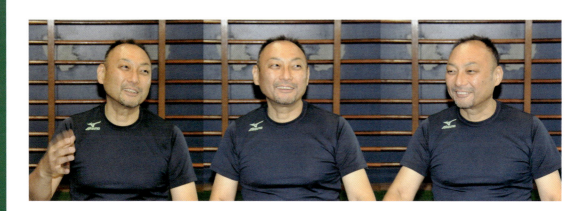

古谷　素晴らしく充実し忙しい日々でした。トップスリートへのアドバイスと身体能力の未開発なアスリートへの骨格的アドバイスの違い、メンタルアドバイスの違い、求められていることの違い（トップアスリートはちょっと先のことを欲しがる。身体能力の未開発なアスリートは同意と巻き戻しを欲しがる）を日々の変化の中で感じることがよくあります。

───金の卵のような逸材を診た時は、このアスリートのパフォーマンスを上げたいとか気持ちが高揚しますか。

古谷　怖さの方が勝っていました。「どこへ行っても治らないから来ました」と来院してくれるアスリートはとても素直にアドバイスを聞いてくれ、実践してくれました。テレビの優勝コメントで「古谷先生のおかげで優勝できました」と放送された時は涙が出るほどうれしかったです。信頼し来院してくれるアスリートの要求を満たすには、選手たちの発想のちょっと先を行かなければいけないと思っています。

───前作、今作を通して古谷さんが最も訴えたいこと、伝えたいことは何ですか。

古谷　「左右差を見極める」「仙骨を力む」「腱の緩みを改善する」ということです。
　　　最も有効的に筋の伸張効果を得るために関節を締めるということが一番大切なことです。それによって関節がズレることなく地面反力を得られます。まず、そういう体にすることがけがの予防、パフォーマンスの向上に必要不可欠です。同側軸と対角線軸を意識して「肩関節と股関節の同側連動」と「対角線の連動」「軸の入れ替え」がスムーズにできる体をつくるということです。関節を締めるというとこは、腱を強くすることになります。
　　　トレーニングの処方箋は、骨盤の後傾と前傾を同時に改善する「バックキック」で開眼しました。徐々に分かってきたことですが、バックキックの完成形は身体能力の高いアスリートしかできず、最近では噛み砕きや動作分解をすることで、「バックキック・ビギナー I」「バックキック・ビギナー II」（p.21 ～ 23 参照）を加え、幅広い層の方々に親しんで実践していただけるようになりました。トレーニングの組み合わせの工夫がこの本に生かされています。

───「治療家たる者はかくあるべき」とか「とにかく治せる治療家になること」と常々言われていますが、治療家に対するメッセージなどはありますか。

古谷　世間では、「体のバランスが悪い」という抽象的な言葉が浮遊したり独り歩きしていますが、何に対してのバランスが悪いかという対比した明確さが欠けていると思います。アスリートなり、施術対象者に具体的かつ明確に伝えることが大切だと考えます。
　　　骨盤の後傾側の肩関節が下がっている。骨盤の前傾側の肩関節が上がっている。この条件はどうして発生しているのか、日常何に気を付けることで改善されるのか、アドバイスを具体的かつ明確に伝えることが必要です。肩鎖関節の幅が広いとか体に触れることで分かることであり、体を鏡に映すことで左右の鎖骨の長さが違って映ります（p.31、32 参照）。そういうことで、左右の非対称を日頃からセルフチェックをしてもらう方法を提示します。またトレーニングの組み合わせを工夫し、精度を上げることでその左右差は改善回復します。日常生活でのリスク回避、トレーニングによるリスク回避の大きな目安と自信になります。

───本にまとめようとしたのはどういう考えからですか。

古谷　抽象的な「体に良いから」、「体のバランスが悪い」という二極化した言葉に翻弄されないようにしてほしいという思いからです。二足歩行するにあたり、初めに骨盤の必要前傾（骨盤を立てる）ありきで、股関節から動作が始まる。正座、あぐら、横座り、足を組むなど、股関節の屈曲、膝関節の屈曲によって骨格的ズレの弊害が生まれる。それを解消したい。その具体的方法を世に出したい。手首・足首を回したり、屈伸

運動したり、膝下を振ることで起こる弊害を理解してもらい、その代わりに何をすれば効果的なのかを伝えたい。そういう強い思いからです。

——骨盤の必要前傾（骨盤を立てる）、左右の肩の高さの違いを現場の指導者やアスリートに伝えていきたいですね。

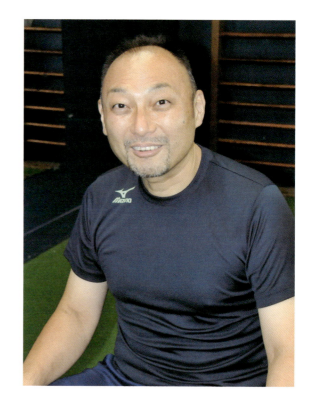

古谷　日々のモチベーションであり、生涯の目標です。同じ気持ちで一緒に活動してくれる方が一人でも多く関わっていただけたら、うれしいです。

——自治体や学校、民間企業から依頼を受けて講演やセミナーを行っておられますが、受講される方の希望によって内容を変えておられることと思われます。その際、治療家の先生方対象に実施される時はどのような心構えで臨むんですか。

古谷　まずは「仙腸関節」について理解してもらいやすいように、『ストレッチ ing 編』に紹介している「うつぶせ下肢後方挙上チェック」（p.26 参照）の説明から入ります。その中で紹介している多くのストレッチ ing は、検査であり、治療であり、予防になります。術者の先生が行った施術をより有効的に活かすための方法が左右非対称にあると理解してもらえれば、共感を得られて、よりスムーズな講習会になります。

——前作で言い切れなかったことや今回の一番伝えたいことは何ですか。

古谷　同じ時間をトレーニングに費やすなら、より効率の上がることを続けるべきだということです。左から始めるとか右から始めるとか、そういうことをこの本には書きましたし、検証すればすぐ分かることなんですが、骨盤が過剰前傾していて肩が上がっている側から始めると、それだけで矯正になります。それによって、同側軸、対角線の軸が勝手に入っていく（自動連動する）ので、アスリートとしてのパフォーマンスは向上します。筋肉の質まで変わってきます。

　　目からウロコになるのか、何を今更こんなうんちく書いているのか、と両極端の評価をいただくことかと思います。うんちくにしか聞こえない方々にも、ちゃんと読んでから質問をしてほしいです。何で今までトレーニングしても頭打ちだったのかなとか、何でこの頃はけがが多かったのかなとか、明確に理由が分かるはずです。講習会に来る指導者の中から、「よく転ぶ子どもたちが転ばなくなった。走って止まれる。ターンができるようになった」と現場のコーチから評価をいただいています。慣例化したウォーミングアップではなく、肩の左右差の見極めを理解してもらって、トレーニングに取り入れてもらえれば幸いです。

——自分が志した治療家、トレーナーになれていますか。

古谷　今それに向かっています。

——日々これだけは欠かさないで行っていることは何ですか。

古谷　左脚先行。靴下を履く時も、自己健康法とセルフチェックとして実践しています。自然な動作のルーティンになっています。

――あなたにとって仕事とは何ですか。

古谷　自分そのものです。

――あなたにとって、治療とは何ですか。

古谷　人生そのものです。

――好きなことは何ですか。

古谷　動作解析と体のことを考えていること。

――嫌いなことは何ですか。

古谷　発想に詰まっている時の自分です。

――古谷真人さんの今後の抱負をお聞かせください。

古谷　「左右非対称」の浸透と実践です。同じ意思、同じ目標を持つ方々と「安シンメトリー協会」を通して広めていきたいと思っています。

――30年後はどうなっていたいですか。

古谷　現役で現場で治療して、全国で講演やセミナーで飛び回っていたいです。（了）

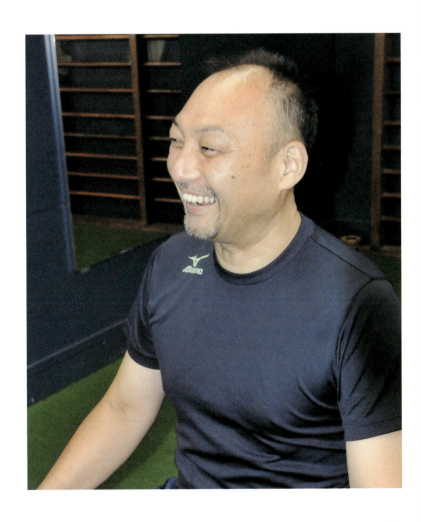

第1章

バックキック
トレーニング

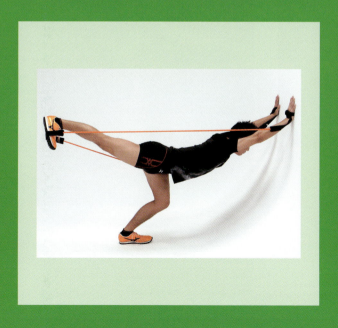

Section 01　ポールストレッチ ing からの バックキック

ポールストレッチing

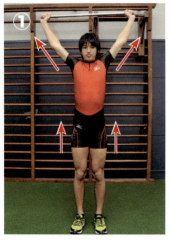

① 目いっぱいポールを上に差し上げる。

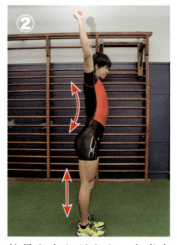

② 仙骨を力んだまま、上半身を前傾する。

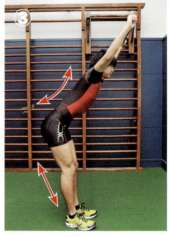

③ 仙骨と腹部同時圧で、腰椎アーチを確保する。

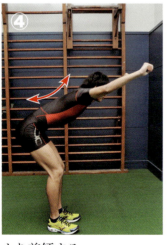

④ より前傾する。

バックキック

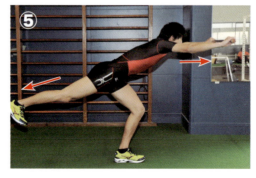

⑤ 左支持脚でバランスを取るようにして、ライン右下肢を後方へ蹴り出し、ポールを前方に突き出す。

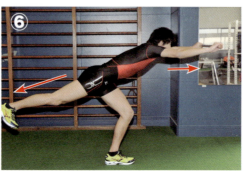

⑥ 左支持脚により体重を乗せて力む。

Section 02 バックキックの形をつくる

完成形

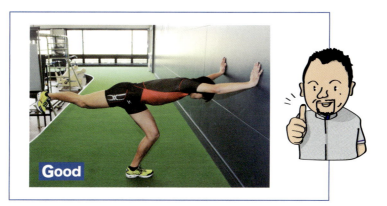

Good

未完成形

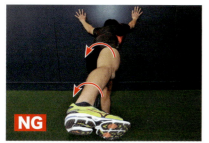

NG

骨盤のローリングが良くない。

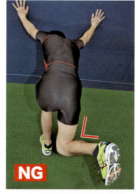

NG

ニーイン（肩甲骨・股関節の右軸ラインをつくりたいのに、それよりも内側に入っている）がより強く出てしまい、負の連鎖にあたる右肩下がりも誘発してしまいます。

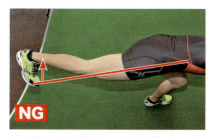

NG

右下肢が股関節の延長線上にない。右下肢の内転が良くない。

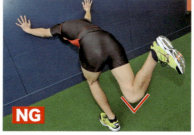

NG

膝から蹴り出しているので、右肩から右殿部、右踵までが一直線にならないのです（右軸ラインができていません）。

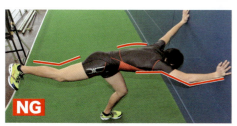

NG

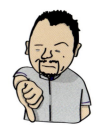

一見良さそうだが、でも違う。肘が曲がっている。頭が下がっている。脊柱が丸まっている。右膝が伸びていない。

13

Section 03 チューブを使ったバックキック

左腸骨の過剰な前傾と右腸骨後傾側を矯正している。

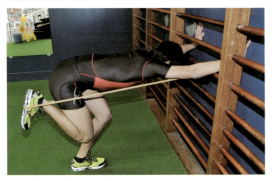 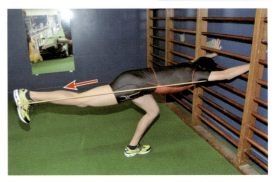

① 両手を壁につく。
② 肩甲骨を脊柱に寄せ、背中全体を伸ばす。
③ 左鼠径部に力をためるように支持する。

④ 右股関節（右鼠径部）から力を伝達する
　イメージを持って、蹴り出す。
⑤ 3秒くらい止める。（静止）

動き出しのポイントをつくれずに行うと見られる、良くない形

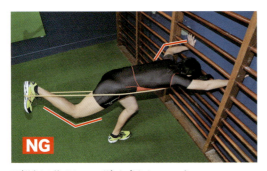 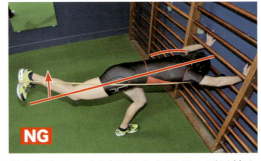

両肘が曲がって壁を押せていない。

背中が丸く、右肩甲骨と右腸骨の延長線上
に踵を蹴り出せず、内側に入りすぎている。

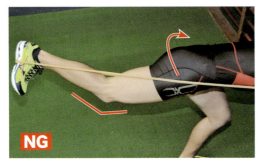 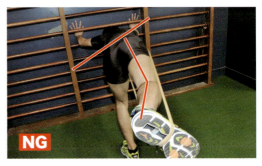

膝が曲がっている。左支持脚に適正に体
重を乗せられていない時、骨盤全体がロー
リングしている。

バックキックに初めて取り組んだ時や、
まだ慣れない時期によく見られる。手の
位置を確保すると、格好良くできる。

誤った蹴り出しの形

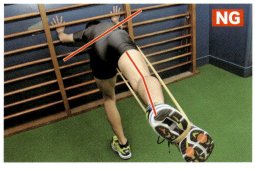

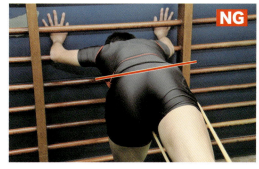

足先に意識があって、末梢から蹴り出してしまう時に見られるケースです。左鼠径部に意識を置いて右股関節始動で行うと、うまくできます。

蹴り終わりに骨盤の左右差が著しく出ているケースです。しっかり壁を押しましょう。

蹴り出しの足首の形

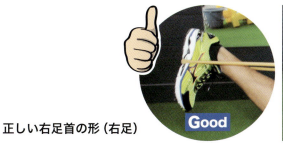

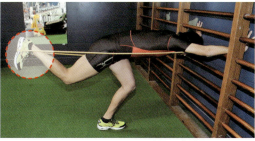

正しい右足首の形（右足）

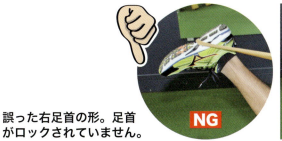

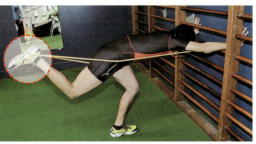

誤った右足首の形。足首がロックされていません。

蹴り出し動作は、どこにポイントを持てばよいか

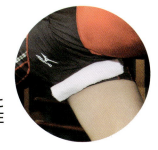

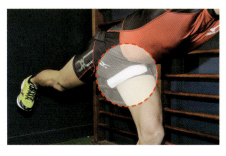

左股関節の内側（鼠径部）にタオルを挟むイメージで、圧をかけて行いましょう。

蹴り出し位置が決まらなかったり、骨盤のローリングが直らない場合、補助者をつける

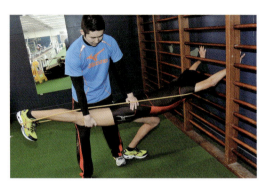

「支える」補助者は蹴り出されてくる脚（下肢）をキャッチする感じで行いましょう。

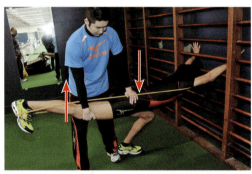

「圧を加える」左手は前方へ、腸骨稜（クレスト部）を押す。右手は大腿部を後方へ引き上げましょう。

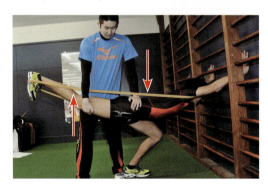

「より圧を加えて」鼠径部の「力み」をしっかりと感じて行ってください。

16

Section 04 強度を上げてチューブ２本で行う バックキック

スタートポジション

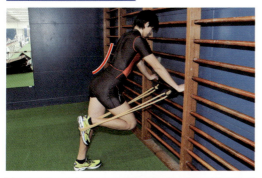

腰椎アーチをつくり、スタートポジションを取る。

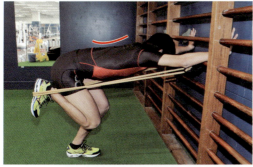

床と背中を水平に、両手でしっかり壁を押す。

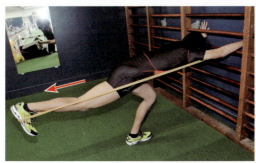

鼠径部に体重を乗せて、右股関節から蹴り出す。右膝が曲がらないように注意する。

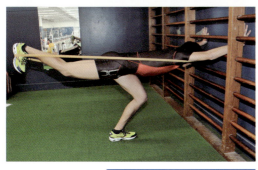

右踵が肩よりやや高い位置まで来る。成熟度の高い完成形。

フィニッシュポジション

バックキックの効果・目的

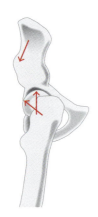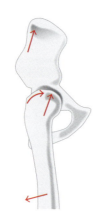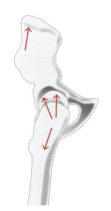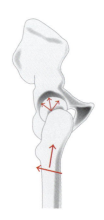

　下肢全体を伸展して、腸骨の後方下方（PI）を解消し、大腿骨頭の後方転位（P）を前方に移動させながら、寛骨臼の中心に収めて、下肢の機能軸を安定させる。

支持脚側の構造・条件

　大腿骨頭の前方転位（A）を後方に移動させながら、寛骨臼の中心に収め、下肢の機能過剰な腸骨の前傾（AS）を解消し、軸を安定させる。

手の位置と手のつき方

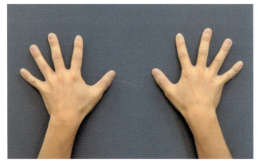

一般的な手のつき方（やや右肩下がりの人向きの手のつき方）。

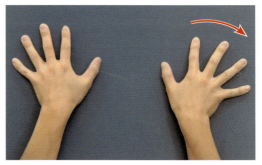

右手掌を少し外旋気味につく（右肩が著しく下がっている人向きの手のつき方）。

　走る時に右脚を添えているだけだったり、ストライド幅に左右誤差のある時、右仙腸関節が可動していなくて、腸骨の後方下方転位の存在があります。この時、腸骨の後傾をとる筋力トレーニングが必要になってきます。その最も有効的な方法がバックキックです。骨盤（＝腸骨）を立たせるためには、この筋力トレーニングは必須である。しかし、なかなか辛い。辛いから、この種目を避けてやりたがらないんです。

　口だけで「強くなるんだったら何でもやります」というアスリートが何人もいます。バックキックを見ているだけで、「ほかに何かないですか」と聞かれることもよくあります。トレーニングに楽なものはない。もし、あったとしても、それは強くならない。

　サッカーとフィールドホッケーも右サイドバックがよく故障すると聞いています。肩の下がっている側の右から回転するから、体のねじれがフラットに戻らなくなって起こる故障と捉えてよいと思います。少なくとも私はそう捉えています。

　野球のバックホームの時、ピッチャー・プレートから左にどうしても球がそれてしまう野手の骨盤も右下がりになっていて、スローイング時、腕が縦に振れていない。ピッチャーにおいては、上半身でブロックできず、肩が横に回ってしまうケースもそれにあてはまります。

　スポーツにおけるいろいろな技術において、右の骨盤（腸骨）を立てるトレーニングは必須です。今まで左右非対称のトレーニングがポピュラーではなかったので、受け入れられていませんでした。左右非対称の見極めで自信を持って、トレーニングに取り組めます。この機会に見極めを覚えてしまいましょう。

　バックキックは骨盤（腸骨）の下がっている側を可動して行う方法です。バックキックトレーニングを積んで、左右の骨盤（腸骨）の誤差がわずかになってきたら、両方行ってもよいのですが、あくまでも当初下がっていた方は倍の数、倍のセットを行うとよいでしょう。

実例

右バックキック 10 回 × 10 セット
右バックキック 10 回 × 1 セット
左バックキック　5 回
右バックキック 10 回 × 1 セット
左バックキック 10 回
右バックキック 10 回

　ゴルフのスイングで手前からクラブが入りすぎる時、右肩が下がりすぎて、ヘッドが走らない時、技術よりも「体軸」を見直しましょう。技術練習の前に骨格矯正か筋力トレーニングを先に行うことをお推めします。技術を技術で治すか、技術を筋力トレーニングで治すか、の選択はあなたです。私は動きの自動化ができる腱・軸トレーニングを勧めます。

セラピストの目線・アドバイス

　骨盤の左右のズレを治せる。股関節の左右のズレを治せる。ぜひウォーミングアップで取り入れてもらいたい。クールダウンにも使うと、翌日にズレを残さないで、練習を終えられます。

指導者、アスリート

　右肩下がりがクリアされて、走り出したくなる。感覚を体感したら、やらずにはいられない。

初めて取り組む方

　無理をしないで、取り入れられる形、やってみようかなという形からやってみてください。徐々に体が慣れてきますと欲しい刺激が変わってきますから、左脚の置く位置を徐々にうしろに移動させて、脊柱伸展させると（『強くなりたきゃこれを読め!!ストレッチing編』p.78）、より効果と気持ちよさが増します。ランニングすると動作の先取り感や気持ちよく走れるようになっている自分に驚きます。

Section 05

古谷式バックキック・チューブ トレーニング

　いつでも、どこでも、どなたにでも、行ってもらえるように、やさしいバックキック・チューブ トレーニングを考案しました。

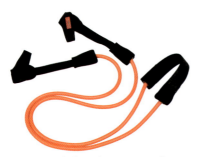

バックキック・チューブ

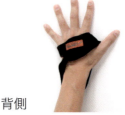
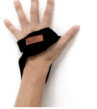
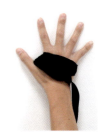

背側

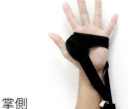
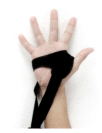

掌側

(1) チューブへの手の通し方
　赤いタグが付いたホルダーを左手に装着し、しっかりマジックテープを止めてホールドします。

(2) 足へのチューブのセット方法
　滑り止め側に右足裏をセットします。

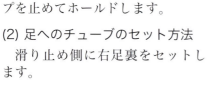
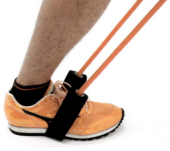
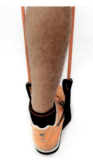

(3) トレーニングの方法
　壁に向かって立ちます。実際にバックキックを行ってみましょう。

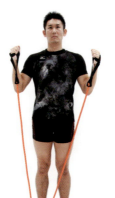
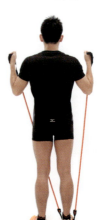
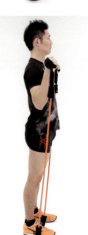

20

Section 06 バックキック・ビギナー Ⅰ・Ⅱ共通〈後方〉

　バックキックを初めて行う方に、「できない」「難しい」と思われないように、抵抗なく行ってもらえるように、より行いやすくするために、動作を分かりやすく分解しました。それがバックキック・ビギナーⅠとⅡです。壁に付いた腕の肘が伸ばせない場合は、曲がったまま行っても効果は出ます。

スタートポジション

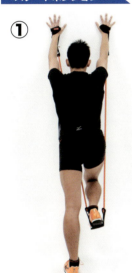

① 壁に両手を付いて左脚支持で、ほどよく立つ。

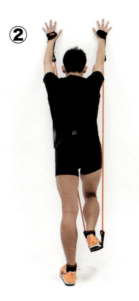

② 右脚で右軸をつくり、右肩の延長線上に右脚を蹴り出す。

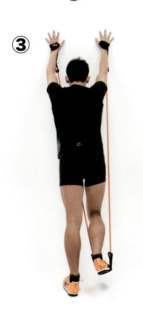

③ 壁を両手で押しながら、右膝の後ろを伸ばすように蹴る。

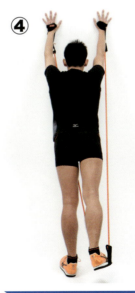

④ 右膝の後ろを完全に伸ばす。チューブの間に体を入れて3秒くらい止める。

フィニッシュポジション

Section 07 バックキック・ビギナー Ⅰ〈側方〉

スタートポジション

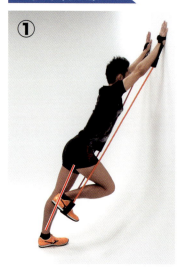

① 壁に両手をついて、左膝を伸ばして、ほどよく立つ。

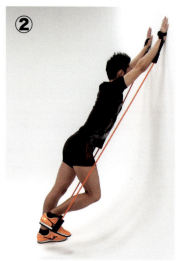

② 脊柱を伸展しながら、右脚で蹴り出す。

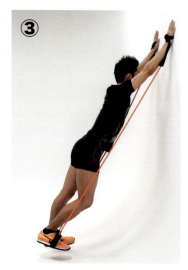

③ 右脚で右軸をつくるように蹴る。

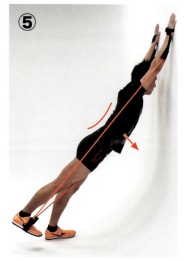

④ 壁を両手で押しながら、右膝の後ろを伸ばすように蹴る。

フィニッシュポジション

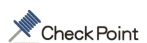

⑤ 右膝の後ろを完全に伸ばす。チューブの間に体を入れて3秒くらい止める。

Check Point

フィニッシュポジションは、脊柱伸展ストレッチing（『ストレッチing編』p.78参照）をするようにして、チューブの間に体を入れて3秒くらい止めるようにしましょう。

Section 08　バックキック・ビギナー Ⅱ〈側方〉

スタートポジション

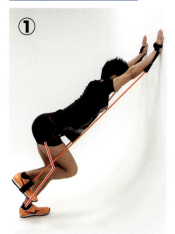
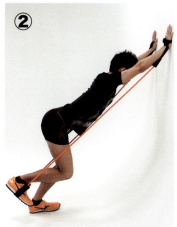
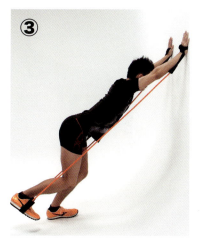

① 壁に両手を付いて、左膝を軽度に屈曲して、ほどよく立つ。

② 脊柱を伸展しながら、右脚、踵を先行させるよう蹴り出す。

③ 右脚で右軸をつくるように蹴る。

フィニッシュポジション

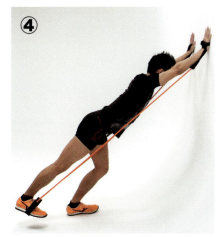
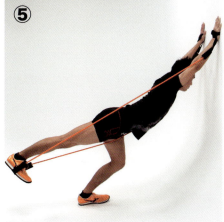

④ 壁を両手で押しながら、右膝の後ろを伸ばすように蹴る。

⑤ 右手・右肩・右踵が一直線になるように右膝を完全に伸ばす。チューブの間に体を入れて3秒くらい止める。

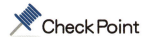
Check Point

フィニッシュポジションは、脊柱伸展ストレッチ ing（『ストレッチ ing 編』p.78 参照）をするようにして、チューブの間に体を入れて3秒くらい止めるようにしましょう。

Section 09 バックキック・ノーマル

スタートポジション

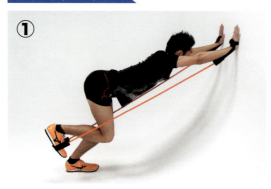

① ②

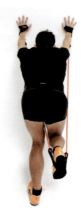

蹴り出すところを真上から見ると、こうなっている。

両手を壁に付いて、スタートポジションを取る。

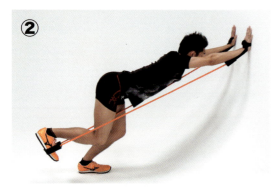

② 肩甲骨を脊柱に寄せて、背中全体を伸ばす。

③ 左鼠径部に力をためるように支持する。

フィニッシュポジション

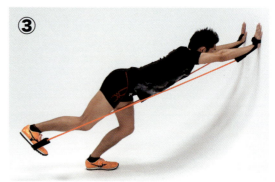

④ 蹴り出しの中間区間の姿勢。

⑤ 右股関節（右鼠径部）から力を末端に伝達するイメージで蹴り出し、フィニッシュポジションを取り3秒くらい静止する。

バックキック・クラウチング

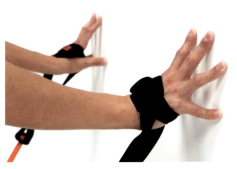

両手の指を立てて壁に手を付きます。

スタートポジション

①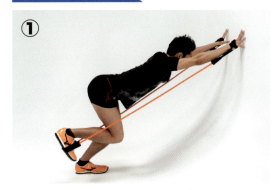

壁に両手を付いて、左膝を軽度に屈曲して、ほどよく立つ。

②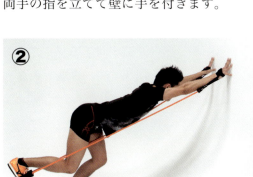

脊柱を伸展しながら、右脚、踵を先行させるよう蹴り出す。

③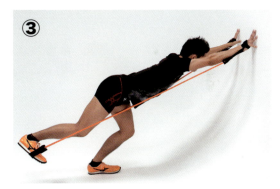

右脚で右軸をつくるように蹴る。

④

壁を両手で押しながら、右膝の後ろを伸ばすように蹴る。

フィニッシュポジション

⑤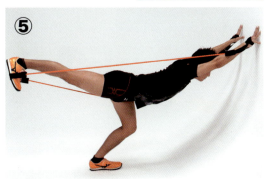

右股関節（右鼠径部）から力を末端に伝達するイメージで蹴り出し、フィニッシュポジションを取り3秒くらい静止する。

Section 11 バックキック・プロ

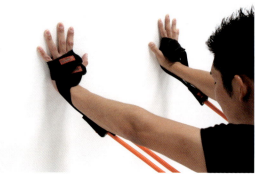

バックキックチューブを2本使用します。

スタートポジション

①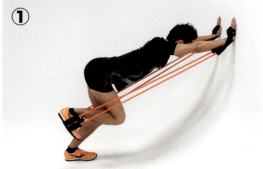

壁に両手を付いて、左膝を軽度屈曲して、ほどよく立つ。

②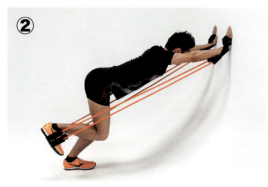

脊柱を伸展しながら、右脚、踵を先行させるよう蹴り出す。

③

右脚で右軸をつくるように蹴る。

④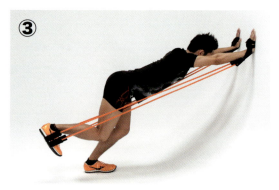

壁を両手で押しながら、右膝の後ろを伸ばすように蹴る。

⑤

フィニッシュポジション

右手・右肩・右踵が一直線になるように右膝を完全に伸ばす。

既存のトレーニングへの考察

「腹筋」といわれたら、ついこの格好で行っていませんか

「腹筋」のリスクとは

その1：膝を立てていることで、すでに半月板が後方にズレてしまっています。

その2：脛骨が外旋してしまいます。

その3：腰椎が後弯して、重心が後方へズレてしまいます。したがって、立位での重心線もズレることになります（『ストレッチing編』p.149参照）。

その4：伸展動作が遅くなります。

　このトレーニングがなぜダメなのか、といえば、バックキックで骨盤を立てて仙腸関節を矯正しているのに、立て膝で体幹屈曲することで、それが損なわれるからです。

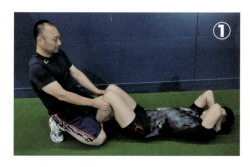
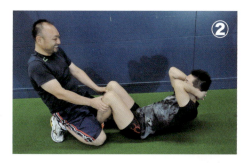
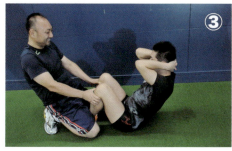
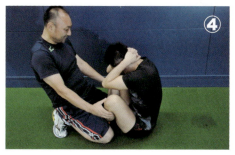

膝を立てた腹筋の格好で腰をひねっていませんか

この格好のリスクとは

その1：腰椎の可動域が減少します。

その2：腰痛を誘発します。

その3：脛骨が、より外旋してしまいます。

その4：重心が下がり、膝から下が振り出してしまいます。

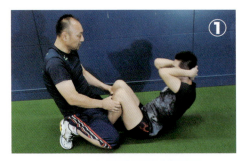
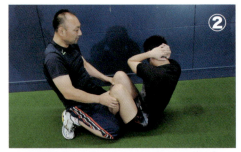
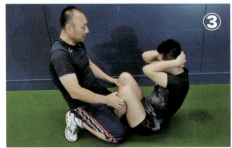
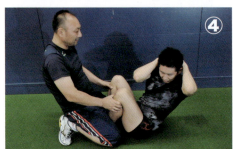

「レッグカール」は腰痛・膝痛を起こします！

「レッグカール」のリスクとは

その１：骨盤が立たない。

その２：膝支点の動作による腰への負担で、腰痛を誘発します。

その３：腰椎アーチが確保できていません。

その４：半月板がズレます。

　バックキックで骨盤を立てているのに、骨盤が立たなくなり、重心が下がり、腰が落ちます。

　ジムなどで、この「レッグカール」をしている人をよく見かけますが、実は、著しい弊害があります。腰痛や膝痛などを訴える例が多く、ぜひ見直していただきたいトレーニングのひとつです。

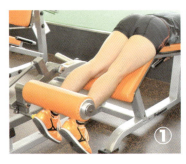
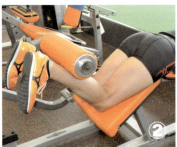
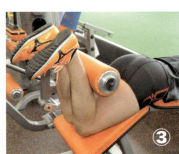

「シングル レッグカール」も同じことです。

「シングル レッグカール」のリスクとは

その１：腸骨の後傾を誘発してしまいます。

その２：左右の骨盤の誤差を顕著にしてしまいます。

その３：腰痛を誘発します。

その４：腰椎アーチが確保できていません。

その５：半月板がズレます。

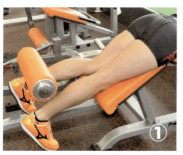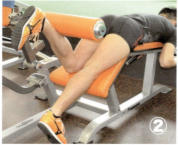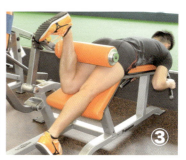

「レッグ エクステンション」はデメリットが多い！

「レッグ エクステンション」のリスクとは

その１：股関節始動でなく膝関節支点の動作のため、股関節の可動域が減少します。

その２：左右の骨盤の誤差を顕著にしてしまいます。

その３：腰痛を誘発します。

その４：腰椎アーチが確保できていません。

その５：半月板がズレます。

　「レッグ エクステンション」も「レッグカール」や「シングル レッグカール」同様、膝を支点にしたトレーニングであり、デメリットが多すぎます。

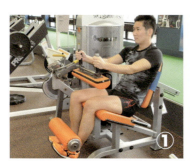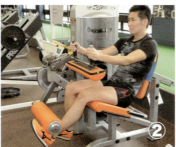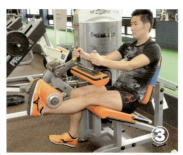

「タオル ギャザー」で足指の力はつかない！

「タオル ギャザー」のリスクとは

その１：指を丸めることで、歩行の不安定を誘発してしまいます。

その２：指が伸展しなくなり、踏ん張りが利かなくなります。

　一般的に、「足指に力をつけましょう」ということで行われていますが、全く効果がないだけでなく、立位の不安定さがます結果となります。おすすめできないというより、「やってはいけない」トレーニングです。

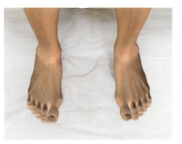 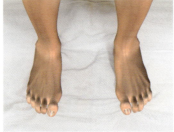 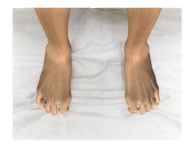

腰の後ろに手を置いた補助運動のNG

この格好のリスクとは

その１：まず足首が立っていません。

その２：腰の後ろに手を置いていることで、股関節が内転（内側にねじられている）し、肩甲骨が開いてしまいます。

その３：腰椎アーチが確保できていません。

その４：脊柱の可動域減少をもたらします。

その５：腰痛を誘発します。

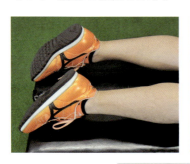 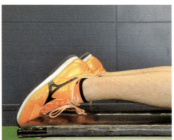 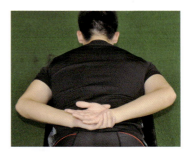

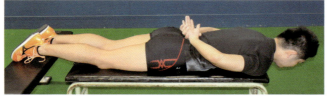

骨格の左右差をチェックする

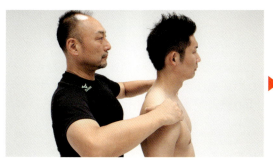 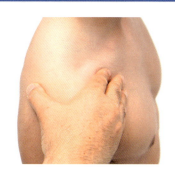

1. 手掌部で肩関節を前後で把握します。

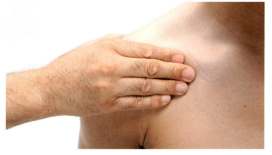

2. 四指は鎖骨外端のへこみ部分に当てます。

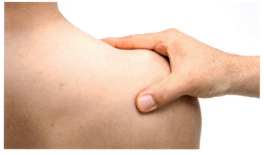

3. 母指は肩甲骨内側に触れています。手掌で肩関節を挟んでいます。

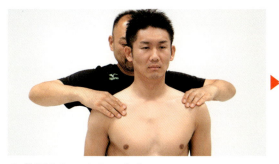 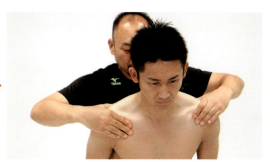

4. 前屈をしてもらいます。

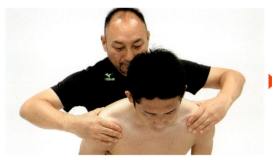 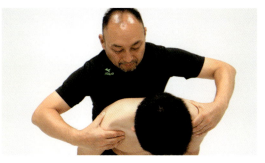

5. どちらの肩関節の幅が狭くなるか検出しましょう。

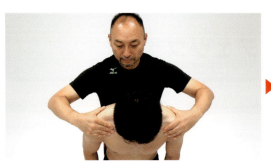 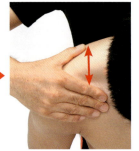 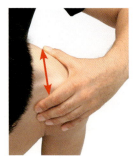

6. 右側の肩関節が前方に持っていかれて狭くなりました。それは下がっている側を示します。
　左側の肩関節は左側方に動いて広くなりました。それは上がっている側を示します。

　このようにして、肩の下がっている側、上がっている側を検出してください。トレーニング効果に大きく影響して、迷いや無駄がどんどんなくなっていくことでしょう。団体競技はチームの中でウォーミングアップ前にペアでチェックするのを習慣づけてみてください。何が足りないか分かります。個人競技ではコーチや練習パートナーにチェックしてもらって、下がっている側に適したトレーニング、上がっている側に適したトレーニングを行い、骨盤を立てたまま、体の中心に刺激を加えるトレーニングをすると、もっとやりたくなる体になってきます。
　体は本来、骨盤を立ててアーチをつくりたがっています。本来の体を目覚めさせてあげましょう。

「バランス」ということばをテーマに、私の中のジキルとハイドを、Black Masato とピュア・マサトで表すとこうなる。

Black：「バランスが悪い」と注意を受けたりしている場面を目にする。右10回、左10回やって体幹を強くしようとか言っているが、それはいかがなものかと思う。

ピュア：皆さん、それぞれの立場で努力してるんだから・・・。

Black：努力なんてしてないよ。結果を出さなくてもいいポジションの人は、事なかれ主義じゃねえか。

ピュア：そりゃ、安全面とか管理が大変だからでしょう。

Black：何、言ってんだよ。子どもたちは「強くなりたい」「うまくなりたい」「速くなりたい」と思って、教わりに来るんでしょう。左右の差を見極めて、安全かつ効果的な方法を提示すればいいんじゃないか。それに応えなきゃ。

ピュア：じゃあ、どうすればいいんだい・・・。

Black：左右非対称を見極めればいいんだよ。来る日も来る日も肩の高さを比べて、高い側と低い側を見れば、1カ月も毎日やってれば分かるようになる。受験勉強の時、自分が受ける学校の傾向を知って対策を立てただろう。それと同じだよ。筋力トレーニングのメニュー・チョイスは、結果の出る試合で使える体にするための毎日のドリルさ。筋力トレーニングは、肩の低い側は肩の前後の厚みも狭くなっている。肩の高い側は肩関節の前後の厚みもぶ厚くなっている。分かりづらければ、前屈させれば誰でも分かる。

ピュア：本当に分かるようになる？

Black：「なる」「必ずなる」そうしたら自信を持ってトレーニングできる。やみくもに、「何からやればいいんですか」と迷わずに済む。

ピュア：ずいぶん大胆なことを言い放ったね。

Black：いやいや、長年研究と検証を重ねてきているから、やっと言えただけだ。もっとちゃんと教えよう。もっと考えよう。もっと工夫しよう。もっとちゃんと目を配ろう。もっとコツを教えよう。もっと楽しく続けられるようにしよう。向上するための「もっと」、強くなるための「もっと」を持とう。

セラピストの解析

　筋膜炎、肉離れについて、研究と検証を重ねてきて、発生起因は、筋肉の柔軟性欠如や疲労回復が遅れていて、同期性筋収縮の乱れにより、下肢主動筋である外転筋に対して、共同筋の内転筋、拮抗筋のハムストリング筋の収縮の時期がズレて（時期に誤差が生じて）、肉離れが発生することがほとんどであると思う。

　関節筋（ハムストリング筋）に多いのもそのせいだと思われる。拮抗筋のハムストリング筋の収縮が間に合わないんだろうと思う。だから、その解決方法と肉離れ予防にはバックキックは必須である。初期的な処置を施したあと、受傷部位の腫れがなくなったら、バックキックを始めてよい。最初は、筋が硬くなっていて筋の中の方で引きはがされる感じがあるが、行ってよい。

　そのあと、熱感があるのでアイシングをする。それを数日間繰り

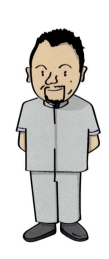

返すと、歩行しても痛くなくなったら、バックラットや懸垂、大腰筋と痛くない組み合わせで実施していく。左脚ハムストリング筋の肉離れは、先に左シングルの大腰筋トレーニングをしてからバックキックを行うと早期回復します。熱感が出たら、アイシングを忘れず行ってください。

参考文献

『選手とコーチのためのスポーツ生理学』　エドワード・フォックス　著／朝比奈一男　監訳
渡部和彦 訳　大修館書店

『整形外科医のための神経学図説』　ホッペンフェルド　著／津山直一　監訳　南江堂

『ムーア 臨床解剖学 第2版』　キース・L・ムーア／アン・M・R・アガー著／坂井建雄 訳
メディカル・サイエンス・インターナショナル

第 2 章

大腰筋
トレーニング

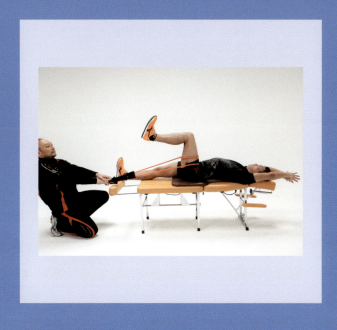

大腰筋トレーニングの効果

　運動能力の向上。身体覚醒。けがの予防。故障からの早期回復・復帰。腰椎前弯の増大。骨盤の安定。大腿の引き上げ強化（モモが上がりやすくなり、歩きやすくなる）。ウエスト引き締め。二の腕（上腕三頭筋）引き締め。たるみ防止。

　大腰筋トレーニングを始めて、「コツン、コツン」と骨盤の後ろで音がする方が多いと思います。骨盤の後傾側の仙腸関節で音が鳴っています。「音」を気にせず実施してかまいません。性格的に気になる方や、どうしても「音なし」で実施したい方は、p.20〜26のバックキック トレーニングを先に行ってからやると、音も気にならず、効果も倍増します。

有効性・効率を上げるためのコツ

セラピストの目のつけどころ

　大腰筋と脊柱起立筋で背骨の前後を同時に強化していること。大腰筋と脊柱起立筋が同時に強化されることにより、生理的弯曲の確保につながり、あらゆる身体の増進につながる。日常的に分かることでは、「つまずかなくなる」「モモがよく上がる」「歩いて疲れない」などが実感できる。

指導者のチェックの入れどころ

　右踵が膝より低くなってきたら、左鼠径部を支点に（意識して）下肢を引きつけさせると、できるようになります。

アスリート自身のイメージ

　おヘソの下と両鼠径部で正三角形を意識して、下肢全体を引き付ける感覚を持って、やってみましょう。瞬時に仙骨の力みと下腹部の圧が掛けられるようになったら、進歩の証しです。

始めてみようかなと思ったら

　何も挟まなくてよいので、p.37〜38の形で、とにかくゆっくりでいいので、まず5回やってみましょう。5回できたら、セット数を増やしていき、自分ができるとイメージできる回数でセットを組んで、健康維持に役立ててください。

　ウエストのくびれが欲しい、運動をしながら、筋肉がたるまないで、美しく体を絞りたいと思っている方々にイチ押しのお勧めです。

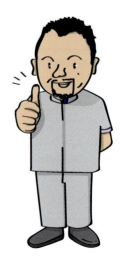

Section 01 大腰筋トレーニング

スタートポジション

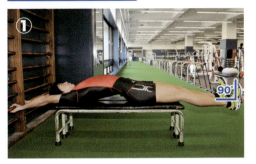

足首90°。肘を伸ばす。完全伸展位。

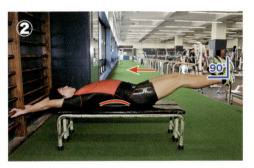

腰椎アーチをキープしたまま、「脛と踵のラインを床と水平に」を意識して始動する。

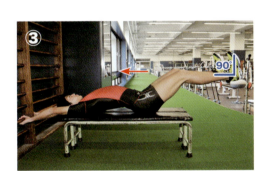

腰椎アーチをキープして実施。

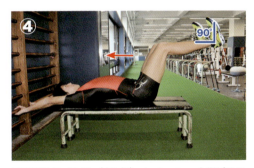

鼠径部を支点（起点）にして、大腿部を引きつける。

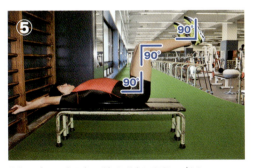

脛と床が水平。膝と踵が同じ高さ。足首は90°キープ。

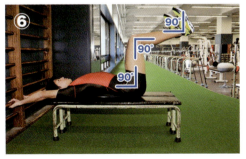

脛と床が水平。膝と踵が同じ高さ。足首は90°キープ。

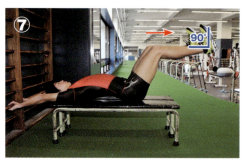

⑦ 鼠径部を支点（起点）にして、下肢を押し出す（プレスするイメージで）。

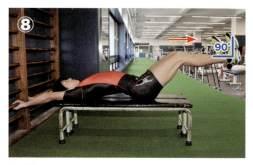

⑧ 腰椎アーチのキープを意識する。

フィニッシュポジション

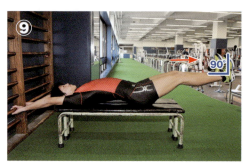

⑨ 腰椎アーチをキープしたまま、脛と踵のラインを床と水平にしたまま、下肢を伸ばす（押し出す）。

⑩ スタートポジションと同じように、完全伸展位にする。足首90°、肘は伸ばしたまま。

Check Point 大腰筋トレーニング時の下肢骨の動き

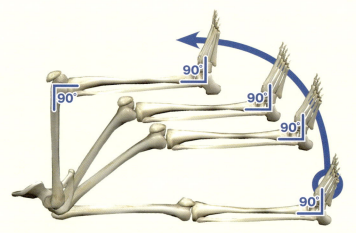

下肢がどの位置にあっても、足首と膝の角度は常に90°を保ちましょう。

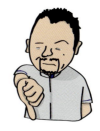

アドバイス 大腰筋トレーニングで陥りやすいこと

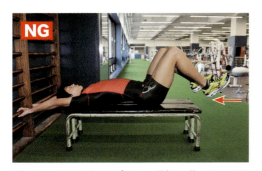

引きつけてくる時に、肘が曲がって、脛（脛骨＝膝から足首まで）が、床（ベンチ）と水平になっていません。

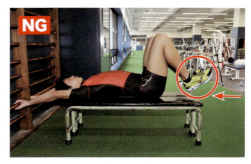

引きつけてくる時に、楽にしようとすると、膝を支点に踵から先にたたんでしまいがちです。

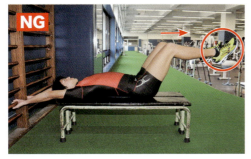

蹴り出し時によく見られます。あたかも脛（脛骨＝膝から足首まで）が床（ベンチ）と水平に見えますが、足首が90°にキープできていません。

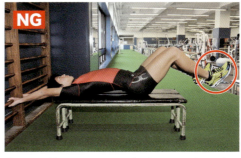

左の状態でそのまま行うと、踵が下がるだけで大腰筋に刺激が入りません。これでは効果が得られません。

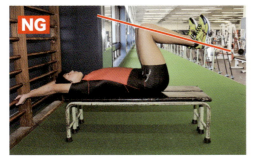

一見できているように見えますが、よく見ると、腰が丸く、腰椎アーチが確保できていないだけでなく、脛（脛骨＝膝から足首まで）が床（ベンチ）と水平になっていません。

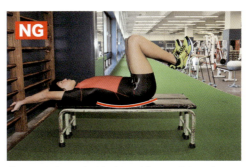

左の場合より精度の低い、腰の丸い、踵の落ちた姿勢です。

第2章 大腰筋トレーニング

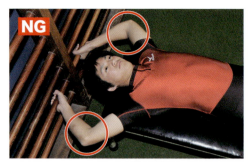

肘が曲がっています。

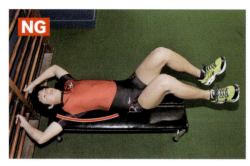

肘が曲がっていると、下肢（下半身）と仙骨に力が入らず、腰椎アーチができません。

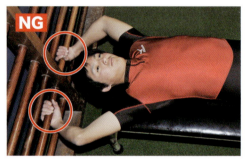

手首と肘の両方が曲がってます。

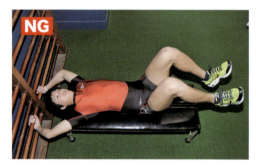

手首と肘が曲がっていると、大腰筋を使って下肢（下半身）をスムーズに引き上げることができません。

ガニ股になっています。

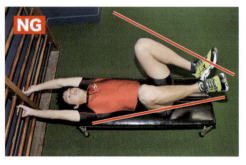

X脚だと靴底の位置も誤差が出て、膝の内側がクローズアップされすぎることになります。

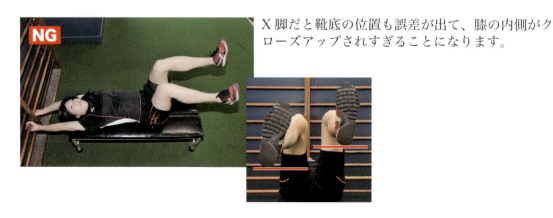

✒ CheckPoint　良くなるポイントとコツ

第三者に側面から見てチェックをしてもらうか、自分の目線で膝頭が同じ位置で見られるかをポイントに実施すると、正確度が上がります。

正しいスタートポジション

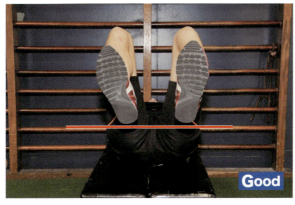
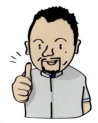

きちんとセットできると、靴底の位置もそろい、膝の内側がクローズアップされません。

悪いスタートポジション

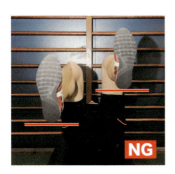
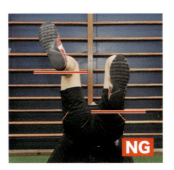
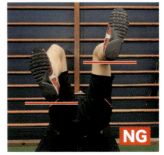

踵（靴の位置）がそろっていません。

そこで、「踵をそろえよう」と言うと、今度は逆の踵が上の方に行き、チグハグなポジションになってしまったのです。

「では元に戻そう」と伝えると、膝をくっつけようとして、やはり踵の位置がそろいません。

第三者にチェックしてもらい、踵をそろえてスタートポジションにしましょう。

メディシンボールを《膝》で挟む

X 脚ではないアスリートの場合

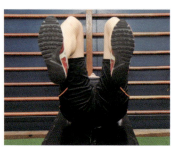

X 脚でなければ、大腰筋にしっかりと刺激が加わります。

X 脚のアスリートの場合

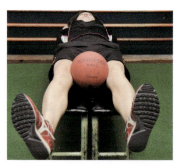

X 脚のアスリートにメディシンボールを挟ませる時には、大腿（内転筋）で挟ませるとうまくいきます。X 脚のアスリートが行うと、より X 脚側がニーインして、X 脚が強調されます。メディシンボールの挟む位置と力を入れるポイントを的確に指示をすると、X 脚が劣化せず、下肢の強化になります。

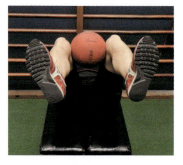

膝より踵の位置が低いと、大腰筋に良い刺激が入らず、内転筋に不均衡な力が加わってしまいます。「踵と膝、膝と踵を水平に」を意識して、繰り返してください。

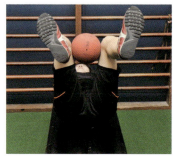

スタートポジションで踵がそろっていても、スタート直後だったり、回数・セット数を増やしていくと、骨盤後傾側の踵が、膝より踵が低い位置になってしまうことが多い。強くニーインする側と骨盤後傾側が一致します。両方の鼠径部を支点に引きつけることを意識することが大切です。

Section 03 メディシンボールを《足首》で挟む

X脚ではないアスリートの場合

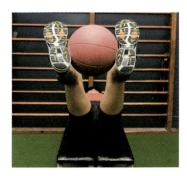

X脚でなければ、大腰筋にしっかりと刺激が加わります。

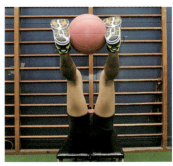

ボールを落とさないようにして引きつける。足首（内くるぶし）でメディシンボールをしっかり挟んでいます。

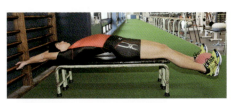

完全伸展位をとります。

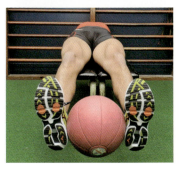

仙骨と内転筋を力むイメージで、足首がプロネーションしていないので、うまく挟めています。

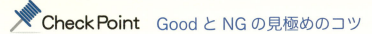

Check Point　GoodとNGの見極めのコツ

靴底から見て、右足底と左足底が真っすぐであることが大事です。

X 脚または反張膝のアスリートの場合

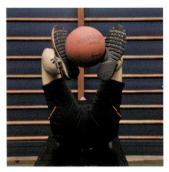

無理やり挟もうとすると、ボールの収まりが悪く、ズレます。

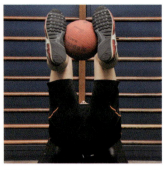

足首がプロネーションします。

── 用語解説 ──

X 脚
立った時に両側の脚が内側に凸に変形していて、両脚のくるぶしの間が開いて X に見える状態。

反張膝
大腿骨と脛骨が 180°以上に過伸展した状態（下腿が弓なりになっていることが特徴的に見られる）。

プロネーション
足首が外側（小指側）にねじれている状態。

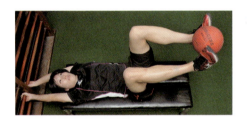

足首がプロネーションしている。

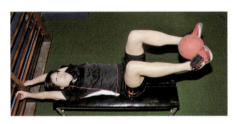

ボールをキープできません。

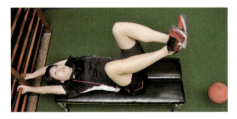

ポトンと落ちてしまいます。

アドバイス **X 脚または反張膝のアスリートがボールを挟むリスク**

膝関節が緩む。足関節が緩む（ねじれる）。骨盤がズレる。

　このリスクについては、日頃、施術に当たられている先生方にはアスリート本人、指導者の方にぜひアドバイスしていただきたい。くれぐれも「現場に口出しをする。おせっかい」と受け止められないように。逆に、「アドバイスをしてくれて、ありがとうございます」と言われるような伝え方をして、アスリート・指導者から信頼を得てください。

補助者の足首を使って行う
大腰筋トレーニング（プッシュスタイル）

スタートポジション

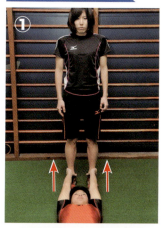

① 実施者はフロアにあお向けになり、肘を伸ばす。
実施者の頭方に立つ補助者の足首を押す。

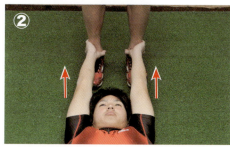

② 実施者は肘を伸ばす。

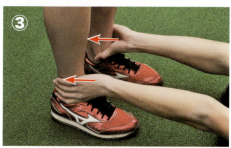

③ そして補助者の足首を押す。

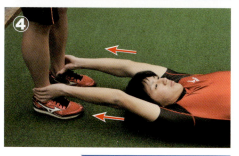

④ スタートポジションに戻る。

フィニッシュポジション

Section 05
補助者の足首を使って行う大腰筋トレーニング（プルスタイル）

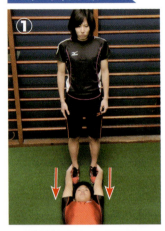

実施者はフロアにあお向けになり、肘を伸ばす。
実施者の頭方に立つ補助者の踵に手掌と指を掛ける。

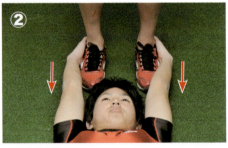

肘を伸ばす。

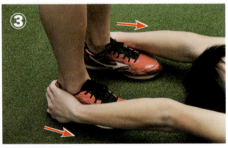

補助者の踵を引く。

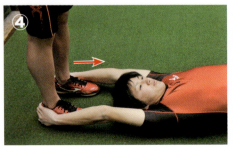

スタートポジションに戻る。

Section 06

補助者に肩甲骨を押さえてもらう 大腰筋トレーニング

スタートポジション

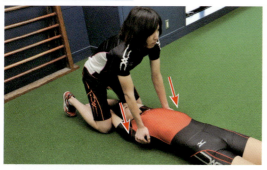

実施者の両肘が広がったり曲がらないように、補助者が両膝で挟む。

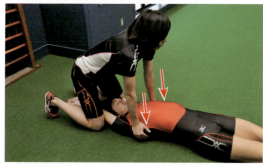

補助者が背中を伸ばして、実施者の肩甲骨を両脇から押さえる。実施者は腰椎アーチをつくる。

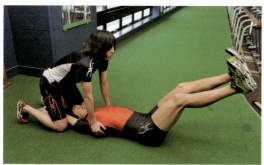

実施者は、鼠径部を支点（起点）にして大腿を引きつける。

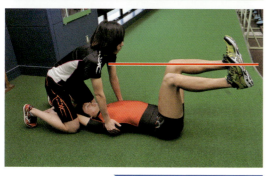

実施者は、脛から足首までは床と水平にする。

フィニッシュポジション

台を使って、補助者に肩甲骨を押さえてもらう大腰筋トレーニング

スタートポジション

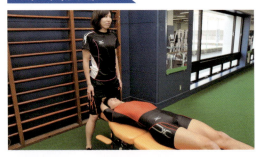

台の上に乗った実施者の頭方に補助者が立ち、大腿部で実施者の両肘が広がったり曲がらないように挟む。

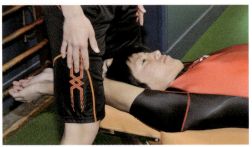

実施者は手掌を上に向ける。

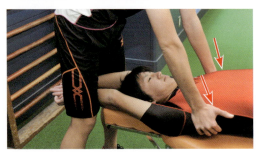

補助者が実施者の肩甲骨を押さえる。

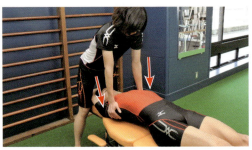

実施者は腰椎アーチをつくる。そしてスタートポジションに戻る。

フィニッシュポジション

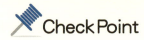
Check Point

大腰筋トレーニングを初めて行う方や講習会などで大勢で同時に行う時、膝と踵のラインを水平にできなかったり、慣れないことで、体全体をコントロールできない場合に、台を使うと効果的です。

Section 08

骨盤にパッドを入れて行う 大腰筋トレーニング

スタートポジション

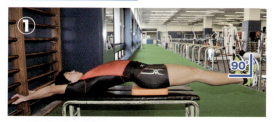

① 完全伸展位。頭方の肋木（ポール）を押すように保持。足首は90°。

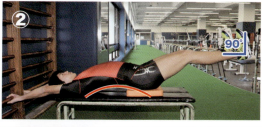

② 大きく確保できた腰椎アーチをキープしたまま、脛と踵のラインを床と水平にして始動する。

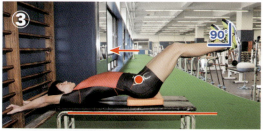

③ 鼠径部を支点（起点）にして、大腿部を強く引きつける。

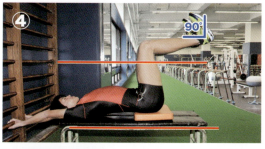

④ 脛と床が水平。膝と踵が同じ高さ。足首は90°。

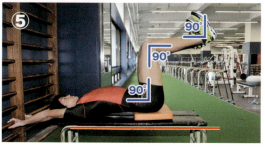

⑤ この状態で、脛と床が水平。膝と踵が同じ高さ。足首は90°。

フィニッシュポジション

49

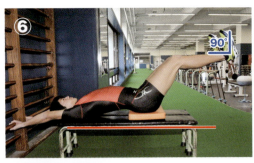

鼠径部を支点（起点）にして、下肢を強く押し出す（蹴り出す）。

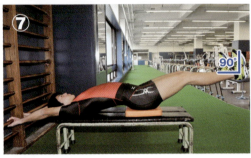

腰椎アーチをキープしたまま、脛と踵のラインを床と水平にしたまま、下肢を押し出す（蹴り出す）。

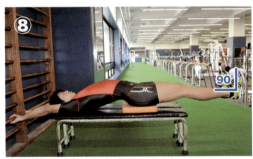

完全伸展位にて完了する。足首は90°で、肘は伸ばしたまま。

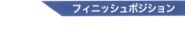

フィニッシュポジション

Check Point 腰椎アーチを大きくとって、骨盤を立てることを意識しましょう。

アドバイス　肋木（ポール）をクロスハンドで持つ方法

　右肩下がり（肩関節の内転・内旋がひどい場合）や左肩下がり（肩関節の外転・外旋がひどい場合）に行うと、上半身のねじれを改善できます。

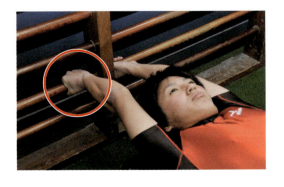

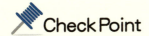 **Check Point** 右肩下がりが改善する

治療家・古谷からのアドバイス

右肩下がりの原理・条件

右腸骨後下方（PI）：後傾と表記

右股関節：寛骨臼に対して大腿骨頭が後方上方（PS）

右上肢：肩関節で上腕骨頭が内転内旋（PS）

仙骨ベース（基底部）：右前方下方（AI）

　仙腸関節が慢性化して、仙骨耳状面に対して腸骨の後方下方（PI）が強く、広背筋を介して上肢の内旋が出現し、肩鎖関節の離開が著しい時に、この方法が効果的です。痛みがある時は順手で行います。

第三者・指導者のチェック目線

　明らかに、右肩下がりが顕著に出ているアスリートに適応します。

アスリート本人のチェック

　腕（上肢）の挙上、外転運動が楽になり、肩関節のコツコツ音や「グニョ、グニョ」としたゆるみ感が解消していくのが実感体感します。

　実感体感するためには、5回×5セット、7回×5セット、10回×5セットと回数とセット数を増やして行いましょう。毎日実施してかまいません。

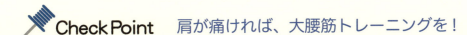 **Check Point** 肩が痛ければ、大腰筋トレーニングを！

治療家・古谷からのアドバイス

　右肩が痛い人は、左腕だけで肋木（ポール）を握って行うと、右肩の痛みも消えていきます。この時の右腕のポジションは、右肩の痛みのない場所に置いて行ってください。

　また左肩が痛い人は、右腕だけで肋木（ポール）を握って行ってください。その時の左腕の位置は「内転位」です。

左肩上がりの条件

左腸骨前上方（AS）：前傾と表記

左股関節：寛骨臼に対して大腿骨頭が前方下方（AI）

左上肢：肩関節で上腕骨頭が外転外旋（PS）

仙骨ベース（基底部）：左後方上方（PS）

用語解説

P	Posterior	**後方**	**A**	Anterior	**前方**
S	Superior	**上方**	**I**	Inferior	**下方**

第2章　大腰筋トレーニング

51

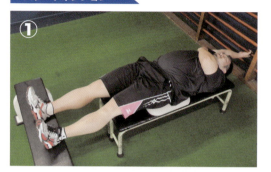

Section 09 左肩が痛い人の大腰筋トレーニング

スタートポジション

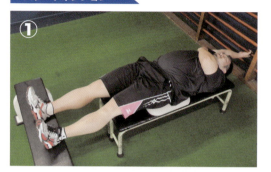

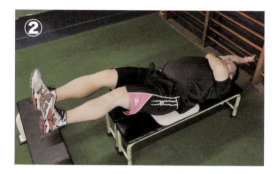

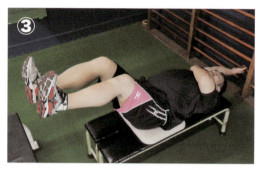

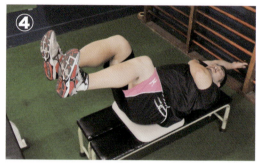

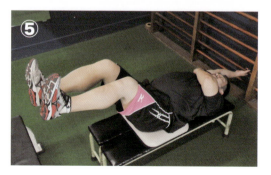

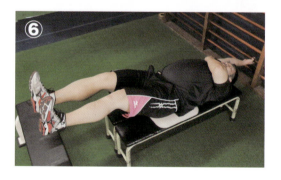

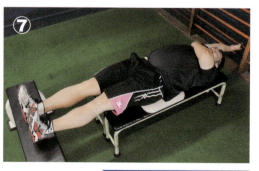

左肩が痛い人は右腕だけで肋木（ポール）を握り、左腕は内転位（内側にたたんだ状態）で行う。

フィニッシュポジション

チューブを使った究極・最強の 大腰筋トレーニング（右腸骨後傾）

始める前に注意する点

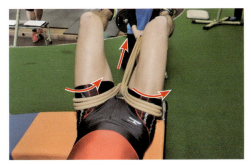

補助者がチューブを引く。

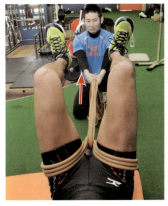

補助者は実施者の足方中央に位置して行う。

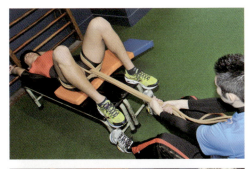

始動する直前に、「さあ、始めますよ」「はい」と声を掛け合う。

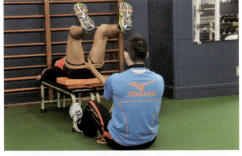

実施者の引きに負けないように、補助者はチューブを引く。

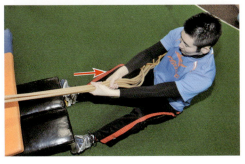

両腕でしっかりチューブを持ち、自身の体重を後方にかけて、チューブに張力（テンション）を与える。

チューブをセットする方法

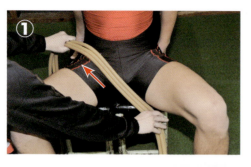

右鼠径部の前方を内から外に向かって、チューブを通す。股関節の内転をとる方向になる。

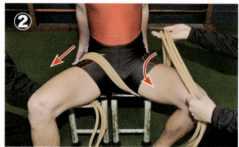

左殿部から左鼠径部に向かってチューブを通す。股関節の外転をとる方向になる。

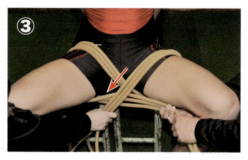

骨盤の中心でチューブをクロスさせる。

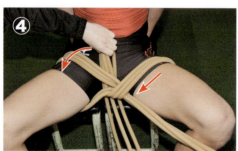

クロスしたチューブを、右は外側に、左は内側に締まるように縛る。

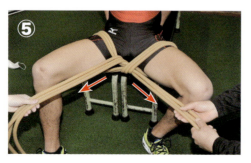

右股関節の内転、左股関節の外転を矯正した状態で、チューブをセットできたことになる。

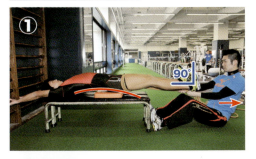

骨盤にパッドを当てて、腰椎アーチを確保して
からスタートする。

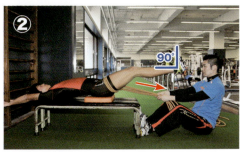

実施者は腰椎アーチをキープしたままで、補助
者は初期的張力を与える。

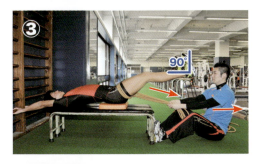

実施者は鼠径部を支点（起点）にして、大腿に
引きつける。補助者はほどよく張力を与える。

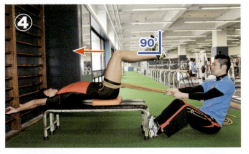

脛と床が水平。膝と踵が同じ高さ。足首は90°
キープ。実施者は強い意識を持ってチューブを引
く。補助者は適切な張力を与え不可を加える。

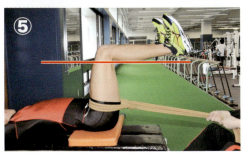

チューブを最大限引いた状態。

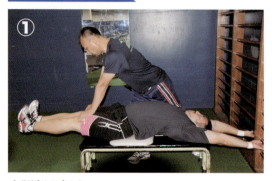

Section 11

補助者から抵抗を加えてもらう 大腰筋トレーニング

スタートポジション

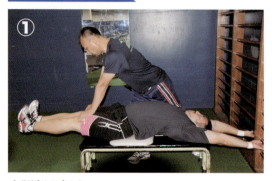

大腿部を押す。

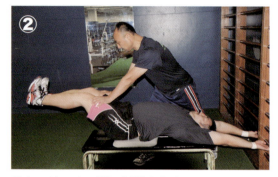

引きつけてくる脚に抵抗を加える。

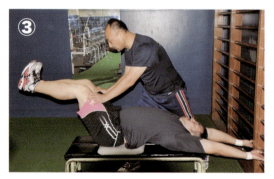

続けて抵抗を加える。

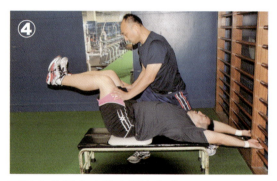

下肢を伸展する時も圧を加えている。

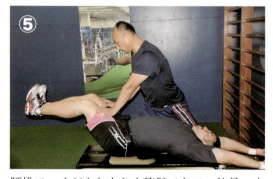

腰椎アーチがより大きく確保できて、仙骨の力みが増す。

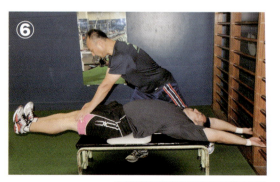

フィニッシュポジション

Section 12 チューブを使った 大腰筋トレーニング（シングル大腰筋）

チューブをセットする方法

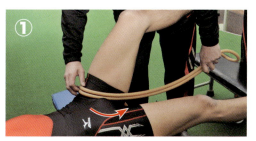

チューブを外から内へ。

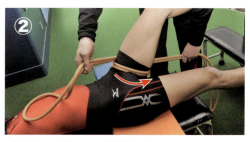

矢印の方向に1回まわす。

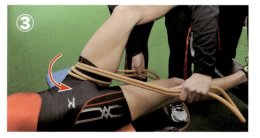

大腿部の筋をチューブで外から内側へ絞る。

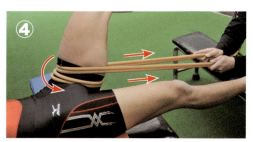

内側のチューブに6、外側のチューブに4の割合で引く（内側のチューブを強めに引く）。

補助者から抵抗を加えてもらう方法

スタートポジション

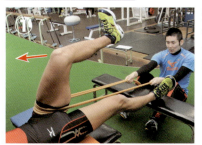

実施者は右踵を台に乗せ、右膝後ろを伸ばす。チューブを引いた時、右膝が曲がらないように意識する。補助者は抵抗を加える。

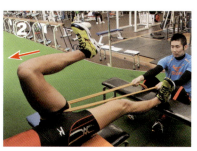

実施者は大胆に引く。補助者は張力を加え、抵抗力を増す。

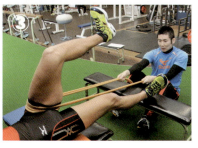

実施者は左モモを90°にキープしたまま5秒くらい止めてフィニッシュの型となる。補助者はチューブのテンションをキープする。

57

Section 13　一人で大腰筋トレーニングをする時の形のつくり方

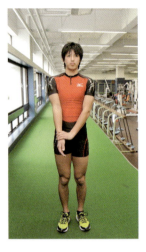

右手首を左手掌で握ります。こうすることで、右肘の曲がりを防げます。

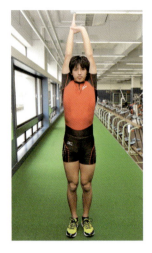

そのまま挙上します。

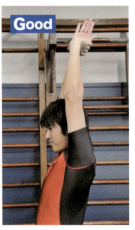
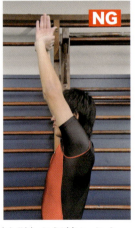

耳を越えるように右腕（上肢）を保持します。この時、右腕（上肢）の保持が耳を越えない場合は、腰のアーチが十分確保できません。

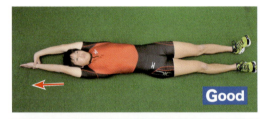
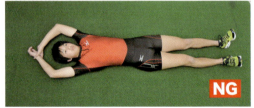

右腕（上肢）を最大限伸ばして、準備OKとなります。右肘が曲がってルーズな状態では、腰椎アーチができず、下半身（下肢）の引き上げもできないので、効果が出せません。

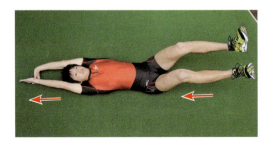

下半身（下肢）を引きつける時、同時に右腕（上肢）も上方に伸ばすようにします。

一人で大腰筋トレーニングをする場合

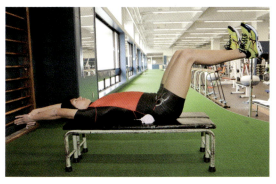

骨盤、クレスト部（腸骨稜）に筒状に丸めた
タオルを当てることで、腰椎アーチが容易に
確保でき、スムーズに行えます。

こんな方にお勧め
・ウエストをスッキリさせたい方
・二の腕（上腕三頭筋）のたるみを取りたい方
・脚のむくみを取りたい方
・疲労回復が遅い時
・フォームが崩れがちの時

方法
引きつける時も蹴り出す時も、10〜12秒かけて、超スローモーションでやってみましょう。

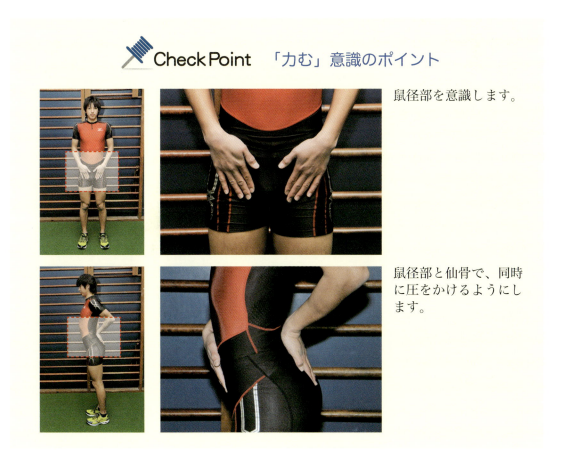

Check Point 「力む」意識のポイント

鼠径部を意識します。

鼠径部と仙骨で、同時
に圧をかけるようにし
ます。

大腰筋コンバート

　ストレッチ ing、筋力トレーニング（背筋・大腰筋・懸垂など）を行って、骨格全体の軸ができて、フィジカルが強化されているはずなのに、どうも動きや技術につながってこない時、「何か」が足りないと探していました。

大腰筋コンバートの発想の元は「動きの転換」

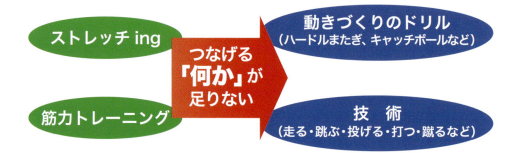

　動きの転換ができているか否かを日常動作で見分けるには、つま先を上げて踵から接地するように大股で歩いてみるとよいでしょう。

動きの転換ができている人

・膝から下を振り出しません。
・肩が前後にローリングしません。
・肩関節と股関節で対角線の軸ができています。

動きの転換ができていない人

・膝から下を振り出します。それに伴い骨盤が後傾方向に動くので腰が落ちて見えます。
・肩が前後にローリングしてしまい、右手、右脚がそろって出てしまいそうになり、ぎこちなく動いてしまいます。
・肩関節と股関節の対角線の軸が使えていないことを意味します。

　能力の高い人やアスリートは、この「何か」をやらなくても技術が良くなっていくのですが、大半の人は努力を積み重ねないと、どうしても芽が出ないケースが多々あります。それを考えた時、どうしてもこの「何か」が必要になってくるわけです。
　例をあげてお話ししますと、「走る」動作で、膝から下を振り出してしまう選手がいます。現場のコーチの目からは腰が下がっており、脚が後方に流れて見えてしまうことでしょう。セラピストの目からすると、ハムストリング筋（モモの後ろ側の筋肉）の肉離れの危険性が高く、いずれ膝が痛くなるだろうなと心配をしてしまいます。

筋力トレーニングをしているのに、結果が出ない状態に陥ってしまっているアスリートや運動愛好家の方々、けがのリスク回避と思うように動くための「何か」を探している方々への提案として、大腰筋コンバートのスクエアとエクステンションが開発されました。大腰筋コンバートのスクエアとエクステンションに優劣はございません。自分のコンディションと能力に合わせて気持ちよくできる方を選んで行ってください。

どちらを選ぶかの基準を肩甲骨についてお話しします。肩甲骨を寄せるのが苦手な方は大腰筋コンバート・スクエアを選択してください。両肘を開くことで、肩甲骨を寄せやすくなります。大腰筋コンバート・エクステンションで肩甲骨を寄せるには、壁を背に立ち、親指を壁に付けたままの状態で行うことをお勧めします。

大腰筋コンバートのエクステンションとスクエア

目的：骨盤を立てる、股関節の最大可動域を獲得する、肩甲骨を寄せたまま行う。

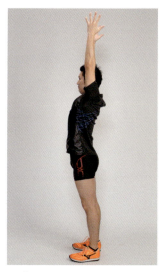

エクステンション
上肢伸展（肩→肘→手首までを真っすぐにする）。指5本をしっかり広げる。親指を壁に付けると、安定感が増してやりやすくなる。

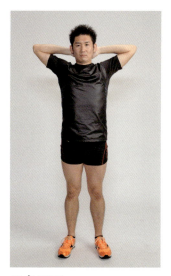

スクエア
両肘を広げて、肩甲骨を寄せる。

実施時の注意点

つま先に重い物をつり下げるイメージで、末端の足首をロックするようにしましょう。大腰筋を最大限に動かすことができる形です。股関節前方部（鼠径部）を支点に大腿部を引き上げる時、つま先が下がって足首が緩むと効果が薄れますから注意してください。

大腿部を上げると骨盤は後傾方向に動こうとするので、それを防ぐことが大切です。そのために支持脚の踵は絶対に上げないことです。

つり下げる脚は、鼠径部と骨盤の後方部分で前後から圧をかけて行いましょう。すると、大腿部は90°までは上がらずに45〜60°で止まってしまいます。そのポジションで3秒ほど静止しましょう。慣れてくると大腿部が上がりやすくなり、つり上げることの大変さがあたかもなくなっているかのように錯覚を起こします。90°以上、大腿部が上がることはありません。もし上がったとしたら、スーパーアスリートです。

[1] 大腰筋コンバート・エクステンション　前方・左脚

スタートポジション

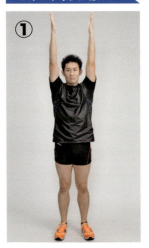

① バンザイをして指を広げる。腰椎アーチをつくる。骨盤を立てる。

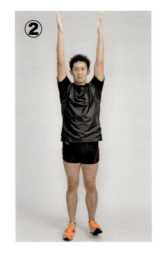

② 上半身の形をキープしたまま、左つま先を上げて足首をロックする。

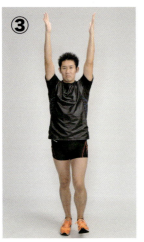

③ バンザイをしたまま大腿部をつり上げるイメージで、左鼠径部に意識を置いて行う。

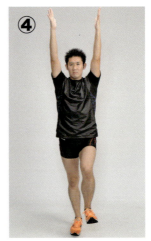

④ 左鼠径部と骨の後方部分で圧をを加えながら、大腿部をつり上げる。

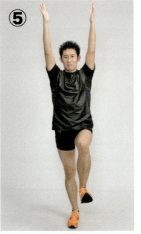

⑤ 左鼠径部に圧をかけたまま3秒くらい止める。

フィニッシュポジション

スタートポジション

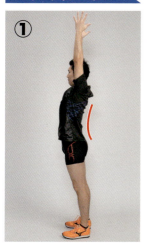

① バンザイをして指を広げる。腰椎アーチをつくり、骨盤を立てる。

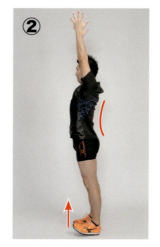

② 左つま先を上げて足首をロックすることが大切。

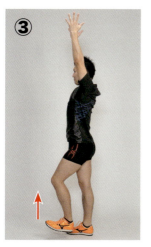

③ 指をしっかり広げてキープし、両手で大腿部をつり上げるイメージで行う。

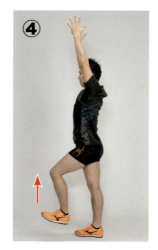

④ 大腿部のつり上げ始めで、足首のロックが緩まないように注意する。

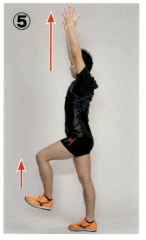

⑤ 左鼠径部に圧をかけたまま3秒くらい止める。

フィニッシュポジション

第2章　大腰筋トレーニング

[3] 大腰筋コンバート・エクステンション　前方・右脚

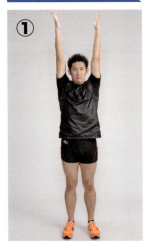

① バンザイをして指を広げる。腰椎アーチをつくり、骨盤を立てる。

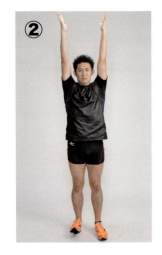

② 上半身の型をキープしたまま、右つま先を上げて足首をロックする。

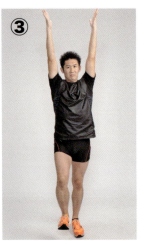

③ バンザイをした両手で大腿部をつり上げる。右鼠径部に意識を置いて行う。左側方に骨盤がブレないように支持脚で床を押すことが大切。

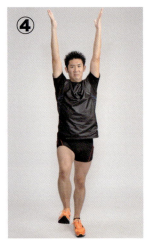

④ 右鼠径部と骨盤の後方部分で圧を加えながら大腿部をつり上げる。

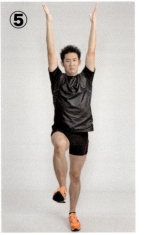

⑤ 右鼠径部に圧をかけたまま3秒くらい止める。

フィニッシュポジション

第2章　大腰筋トレーニング

64

スタートポジション

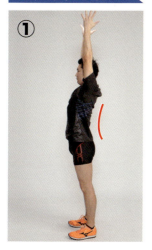
① バンザイをして指を広げる。腰椎アーチをつくり、骨盤を立てる。

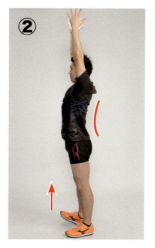
② 右つま先を上げて足首をロックすることが大切。

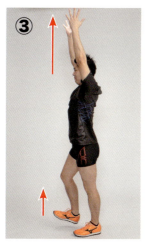
③ 指をしっかり広げてキープし、両手で大腿部をつり上げるイメージで行う。左側方に骨盤がブレないように支持脚で床を押すことが大切。

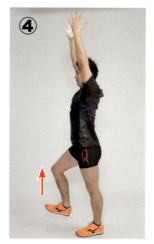
④ 大腿部のつり上げ始めで、足首のロックが緩まないように注意する。

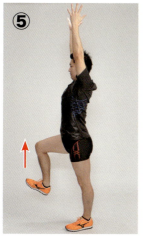
⑤ 右鼠径部に圧をかけたまま3秒くらい止める。

フィニッシュポジション

第2章 大腰筋トレーニング

スタートポジション

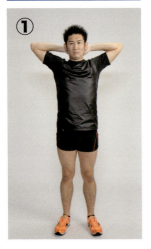

① 両肘を広げて肩甲骨を脊柱に寄せる。腰椎アーチをつくり、骨盤を立てる。

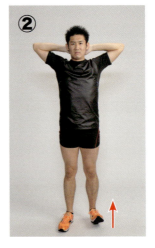

② 上半身の形をキープしたまま、左つま先を上げて足首をロックする。

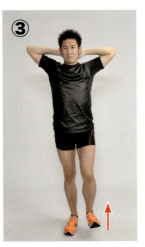

③ 両肘を広げることで肩甲骨が脊柱に寄る。左鼠径部に意識を置いて広げた両肘で大腿部をつり上げる。

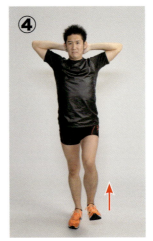

④ 左鼠径部と骨盤の後方部分で圧を加えながら、大腿部をつり上げる。

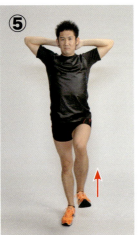

⑤ 左鼠径部に圧をかけたまま3秒くらい止める。

フィニッシュポジション

[6] 大腰筋コンバート・スクエア　側方・左脚

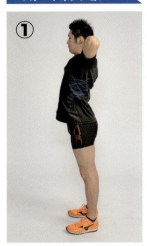

① 両肘を広げて肩甲骨を脊柱に寄せる。腰椎アーチをつくり、骨盤を立てる。

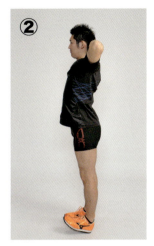

② 左つま先を上げて足首をロックすることが大切。

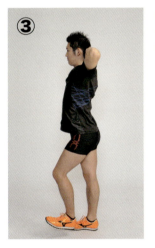

③ 両肘をしっかり広げてキープし、両肘で大腿部をつり上げるイメージで行う。

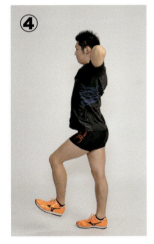

④ 大腿部のつり上げ始めで、足首のロックが緩まないように注意する。

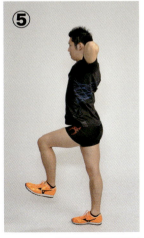

⑤ 左鼠径部に圧をかけたまま3秒くらい止める。

フィニッシュポジション

スタートポジション

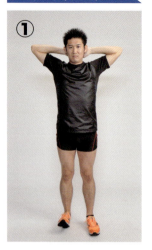

① 両肘を広げて肩甲骨を脊柱に寄せる。腰椎アーチをつくり、骨盤を立てる。

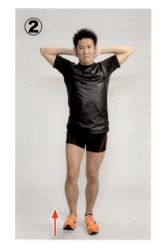

② 上半身の形をキープしたまま、右つま先を上げて足首をロックする。

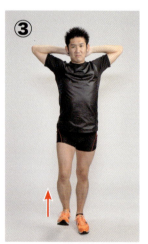

③ 両肘を広げることで肩甲骨が脊柱に寄る。右鼠径部に意識を置いて広げた両肘で大腿部をつり上げる。骨盤が左側方にブレないように支持脚で床を押すことが大切。

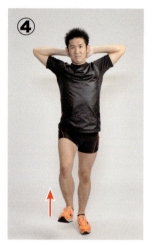

④ 右鼠径部と骨盤の後方部分で圧を加えながら、大腿部をつり上げる。

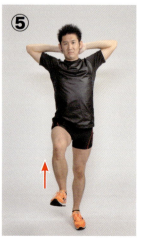

⑤ 右鼠径部に圧をかけたまま3秒くらい止める。

フィニッシュポジション

スタートポジション

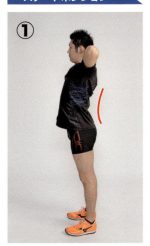
① 両肘を広げて肩甲骨を脊柱に寄せる。腰椎アーチをつくり、骨盤を立てる。

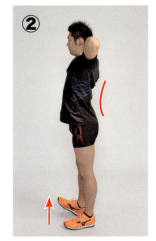
② 右つま先を上げて足首をロックすることが大切。

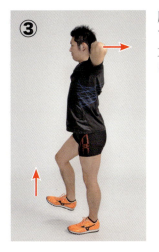
③ 肘をしっかり広げてキープし、肘で大腿部をつり上げるイメージで行う。

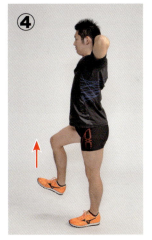
④ 大腿部のつり上げ始めで、足首のロックが緩まないように注意する。

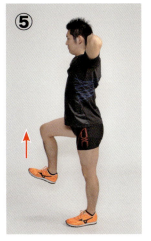
⑤ 右鼠径部に圧をかけたまま3秒くらい止める。

フィニッシュポジション

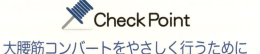
Check Point

大腰筋コンバートをやさしく行うために

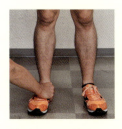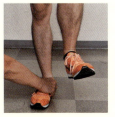

　補助者に足首をつかんでもらうと、鼠径部に意識を置いて骨盤の後方部から圧をかけてつり上げる、力加減が分かりやすくなります。

69

Section 15 大腰筋'（だいようきん・ダッシュ）トレーニング

　股関節は屈曲すると、骨盤の前傾が後傾になってしまいます。今までも「腰椎アーチがなくなってしまっていいか」と質問がありました。それに対して、それは仕方ないと思っていたし、そう答えていました。しかし、大腰筋コンバートで「骨盤が前傾できる範囲で股関節の屈曲」が正解であると確信しました。つまり、大腰筋トレーニングでは、骨盤を前傾、腰椎アーチを保ったまま股関節を屈曲すべきです。

Check Point この角度（※）は「骨盤が立っていられるところ」まで。

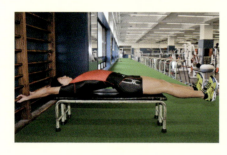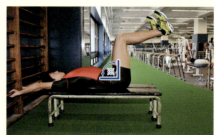

　大腰筋'トレーニングは、従来の大腰筋＋骨盤前傾のままで行います。上記の条件でできない場合、大腰筋コンバートでの底上げ（前もっての準備）が必須になります。また、大腰筋コンバートと大腰筋'の組み合わせで、より質の高い刺激が得られます。

① 痩せてこない。
② 大腰筋トレーニングをすると、腰が痛くなる。
③ 効果が出ない。
④ 大腰筋トレーニングのカタチが悪い。
⑤ 外転のままでしか大腰筋トレーニングができない。

　上記のような場合は、大腰筋コンバートで1回1回の精度を上げる改善が必要だと思われます。
　大腰筋'トレーニングがうまくできない場合には、骨盤前傾と腰椎アーチを維持したまま、大腰筋コンバートで片脚ずつ行い、大腿部をつり上げることで、大腰筋を動かす感覚を養い、覚えるのです。

　大腰筋'トレーニングとは、大腰筋トレーニングができるようになってきたら、より厳しい条件で行います。
　足首、膝、股関節が90°を目安としてきましたが、多くの方が腰椎アーチと骨盤の前傾を維持することができません。

よって、大腰筋′トレーニングでは、腰椎アーチと骨盤前傾のままで、股関節を限界まで屈曲させます。骨盤がより前傾し、腰椎アーチも増し、大腰筋が賦活され、自由にあやつれる感覚がつかめます。

　これによって、技術的な動きが自動化されます。前述の大腰筋トレーニングよりも大腰筋′トレーニングの方が難易度が高いといえるかもしれません（下表参照）。

トレーニング法	難易度
大腰筋トレーニング	易
大腰筋コンバート	中
大腰筋′トレーニング	難

参考文献

『図解　関節・運動器の機能解剖　上肢・脊柱編』『図解　関節・運動器の機能解剖　下肢編』J・キャスティングほか著　協同医書出版社
初めて読む人にも分かりやすく、治療家の先生方も、振り返りと再度の確認ができる一冊です。

『最新徒手医学　痛みの診察法』江藤文夫 監訳　新興医学出版社
骨格と筋がシンプルかつ分かりやすい。目からウロコの一冊となった書籍です。

『図解　四肢と脊椎の診かた』S・ホッペンフェルド 著　野島元雄 監訳　医歯薬出版
読んで読んで読み切った一冊です。歩行、触診、疼痛について、すごく役立ちました。

『膝の痛みと機能障害　原著第2版』R・ケイリエット著　荻島秀男 訳　医歯薬出版
最初は読みづらい本だと思いましたが、必要に迫られて読んでいるうちに、親しんだ本です。

第 3 章

背 筋
トレーニング

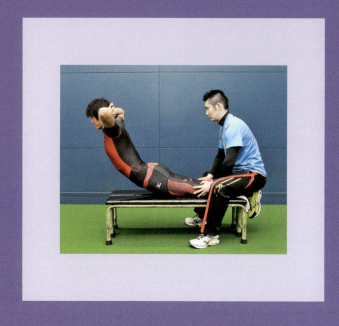

Section 01　フラットのベンチ台で背筋トレーニングをする形

スタートポジション

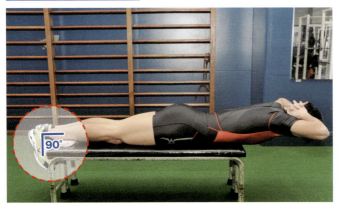

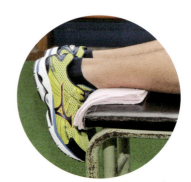

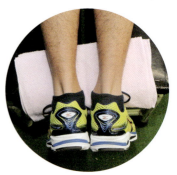

痛くないように足首の前方部にタオルを当てて、足首を台から出して、90°にする。

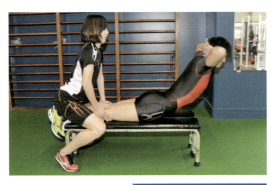

フィニッシュポジション

補助者に踵に乗ってもらい、腓骨頭を押してもらう。

自力で上がったあと、前方から加圧する方法

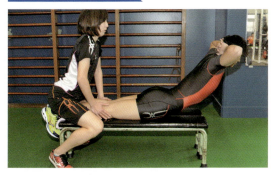

腰椎の最大可動域を得ることを目的に行う。

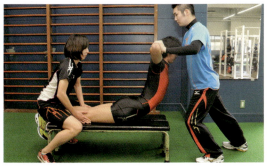

胸郭を許容範囲以上に広げたい時に行う。

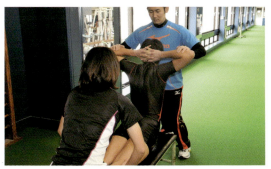

腓腹筋の硬さが取れない場合に行うと、腓腹筋の硬さが改善する。

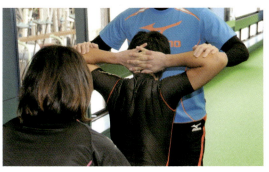

実施者は指が緩まないように、頭の後ろで組む。補助者は両前腕を均等に押す。

フィニッシュポジション

第3章 背筋トレーニング

2人の補助者が
始動から加圧する方法

スタートポジション

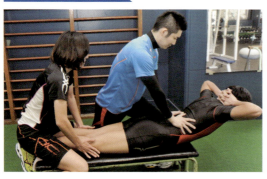

腰部（肋骨12番とクレストの間）の筋を両側均等に加圧します。

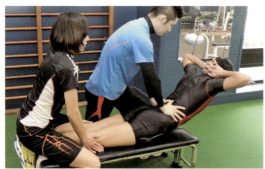

加圧している手掌に、実施者が押し上げてくる力を感じ、それに応じて力で抵抗を加えます。

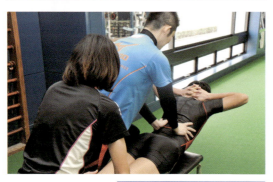

実施者は、ハムストリング筋と内転筋に刺激が入っているのを感じながら行います。

フィニッシュポジション

補助者が始動から加圧する方法

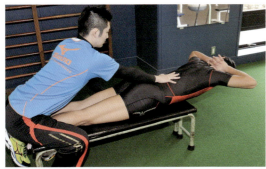

補助者は、後方から、左手掌を実施者の左腓骨頭に当て、右手掌は腰椎を下から上に持ち上げるように当てます。

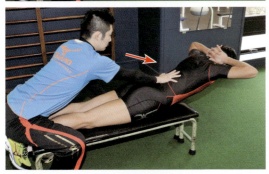

実施者は、下肢を「ピーン」と突っ張り、両肘を張って、肩甲骨を十分背中に寄せてから始めます。

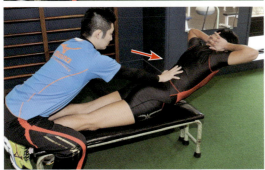

補助者は、後方から加圧する。

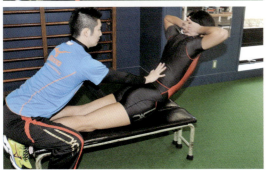

補助者は、実施者の反る力にふさわしい抵抗を加える。そのままで3～5秒静止する。

第3章 背筋トレーニング

背筋トレーニングができるならば、補助者が
腓骨頭を押さえるだけで、仙骨と腹部に同時
に圧をかけて、脊柱伸展が十分できます。

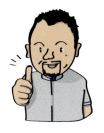

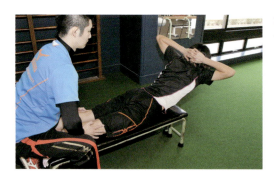

補助者は、腓骨頭を押さえることに集中します。

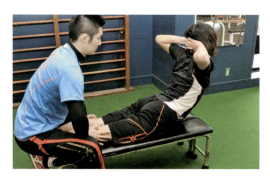

完全伸展位で「静止」「止める」こと5秒。補助者は腓骨頭の凹んでいくのを感じてください。膝関節が締まり、けがの予防に役立ちます。

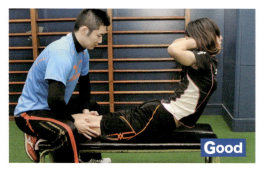

Good

これがフィニッシュポジションです。

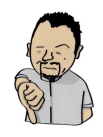

アドバイス 慣れてきた頃に、ルーズになったり、いい加減になってしまうので、最初のポジションに注意しましょう。

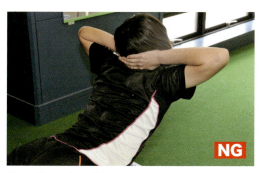

指の組み方が緩く、ヘッドアップして、両肘が張っていないので、肩甲骨が脊柱側に寄りません。

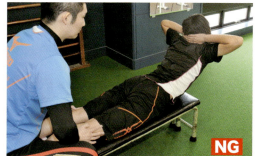

補助者が手掌を腓骨頭に置いているが、両肘が張っていないので、真横からの圧が加わっていません。

アドバイス 足関節のポジションに注意しましょう。

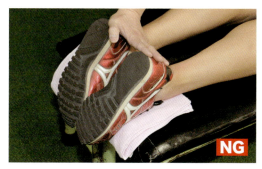

「足関節が台から出てないよ」と言うと・・・

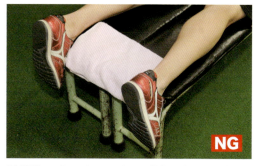

足関節は出ますが、台の両端に出して肩幅より広くなりすぎます。これでは筋がうまく連動しないというデメリットが生じます。

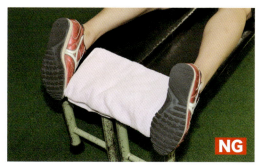

すると、台の上方へ移動して、つま先下がりになります。

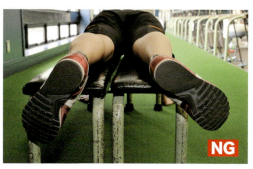

片側の足関節が外側に向きすぎています。

Section 05　ロープを使った背筋トレーニング

スタートポジション

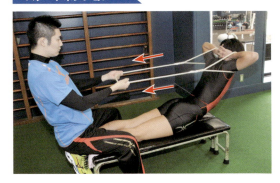

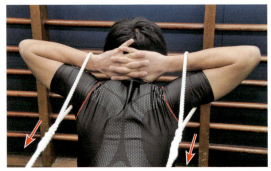

ロープを肩関節を回すようにして、前腕、手首付近を一周する。

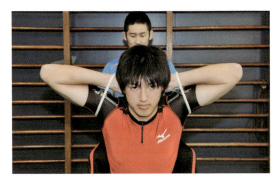

ロープの接点になる部分にはタオルを当てると、ロープ痕や皮下出血を避けられる。特に皮膚の弱い方は、そうしてください。

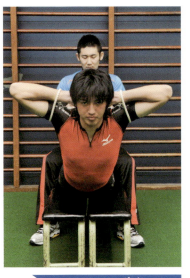

フィニッシュポジション

Section 06

ローマンベンチを使った
背筋トレーニング

第3章　背筋トレーニング

スタートポジション

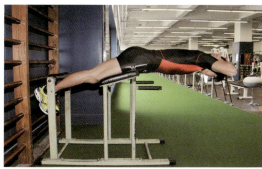
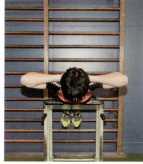

ローマンベンチ（背筋台）を使って、上半身を床と水平にする。

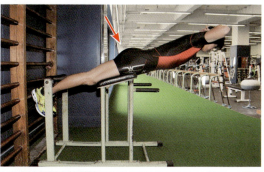
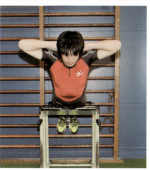

上半身をローマンベンチの傾斜に合わせて行う。

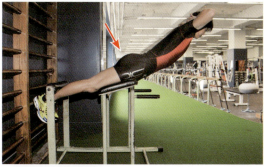
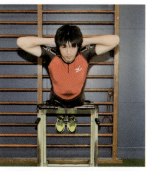

仙骨と腹部に、同時に圧をかけて、体の中心部から反る。

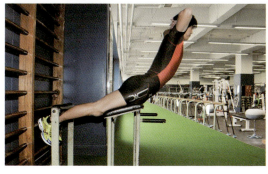
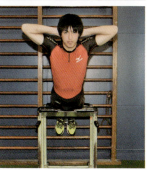

フィニッシュポジション

背筋トレーニングの効果

・脊柱を伸展させることで一番鍛えられるのはハムストリング筋です。下肢・外転筋と内転筋が張力を得ることにより、強化されます。

・股関節の可動域が得られます。しなりのある可動域を有することができます。

・胸部が広がります。

・呼吸が深くできるようになります。

・猫背の矯正になります。

・骨盤を前傾方向に導くことができます。

・足関節、膝関節を締めてくれます。

・シンスプリントの予防になります。

・腰椎前弯の強化につながります。

・肩甲骨の可動域増大・確保により、肩のつり上がりがなくなります。緊張する場面でも、日頃から背筋をやり込んでおくと、呼吸が乱れず、普段通りのパフォーマンスを発揮できます。

着圧ウェアを着て背筋を行うと

・反りが楽にできます。

・力が外に逃げません。

・筋力トレーニングが苦手な人も取り組みやすくなります。

・回数やセット数を多くこなせます。

・けがの予防になる腰椎前弯の強化につながります。

> 背筋（バックエクステンション）と表記しているが、ハムストリング筋を鍛えています。脊柱を伸展することにより、外転筋・内転筋の伸張と同時に、大腰筋の停止部に対して起始部が伸張され、脊柱起立筋群と体幹部の強化に役立ちます。

セラピストの解析

　ハムストリング筋の肉離れをしている場合は、直接ストレスが加わるので使えません。施術を繰り返し触診をして、腫れと熱感も取れ、筋弾力の回復途中で、本人も痛みがない場合、「もう背筋をやってもいいですか」「ちょっと不安もあるんですが・・・」と問われた時の確認方法は、補助者つきの背筋トレーニング（p.84）をしてみて、受傷していた側のハムストリング筋の突っ張りや、痛みの発生のあるなしを本人に聞いてみましょう。突っ張りや痛みがなければ、徐々に始めて大丈夫です。

治療院の先生方へ

　ハムストリング筋の肉離れの際は禁忌となります。

「背筋主義」

これは私の生涯を通してのチャレンジです。
目指すべき「形」は、腸骨の限りなく「必要な前傾」の獲得（確保）です!!

前方から押す背筋の誕生秘話

　全く、ピクリとしか脊柱を伸展できない投てきの選手がいました。パワーはありました。リズムジャンプもできました。クイックジャンプもできました。でも背筋ができないんです。全く。考えたあげく、補助者をつけて、前方から持ち上げることにしたのです。投てきの選手は重い。選手同士でも実施させました。「胸郭を広げたいんですが、何をやったらいいんですか」と聞いてきたのが、きっかけでした。

　その選手はベンチプレスは強かった。しかし背筋ができませんでした。室内で一生懸命ウォーミングアップで背筋をしてから、ジョギングへという流れにしました。次第に、室内で軸を入れるトレーニングを増やして、ほかの動的な動きをするようになりました。結果は表れました。その年の秋の全国大会で大幅更新の自己ベストで2位（逆転されて）となりました。彼の努力とウォーミングアップの改革が大きな結果をもたらしたのです。

抵抗を加える背筋の誕生秘話

　最大可動域の背筋で3～5秒自主静止できるようになると、膝関節が締まり、脛骨の前方転位（前方へのズレ）ねじれがなくなり、脛腓関節も締まりを増し、関節が安定していたので、けがの予防に役立っていたのですが、それでは通用しないほどの膝ゆるゆるグラグラ、足関節ふわふわグラグラのマイナス要素たっぷりのアスリートが訪ねて来ました。「もっと俺を治せる何か出してみろ」と言わんばかりでした。口調はソフトだったが、彼の体内から「頼む。助けて。俺は試合に出たいんだ」という叫び声が聞こえました。

　「静止の時間だけじゃ、足りない」「関節が締まらない」。そうだ「圧」だ。手掌で「負荷」を加えよう。背筋を反る前から、後方から腰部に手掌を当てて、仙骨に最大意識を持たせて実施。膝、足首共に「グイグイ」締まるではありませんか。選手に、「どう歩いてみて」と言うと「グラグラしません」「しっくりきてます」「これならジャンプできそうです」。その言葉を聞いて、一歩前進できました。

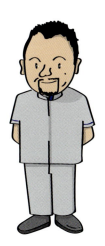

私の限界に挑んでくるアスリートは、自分も限界に挑んでいる。
そういう人たちに復活・進化のきっかけを与えたい。

補助者に踵に乗ってもらう
背筋トレーニング

スタートポジション

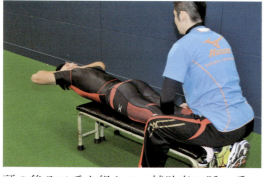

頭の後ろで手を組んで、補助者に踵に乗ってもらう。

フィニッシュポジション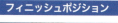

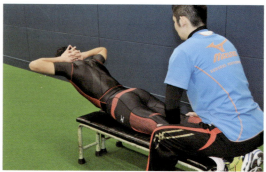

仙骨と下腹部を同時に力んでから、上体を反らせる（起こす）。

側面からのポジション

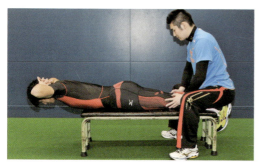

実施者は頭の後ろで手を組む。補助者は踵に乗り、両手掌で腓骨頭を押す。

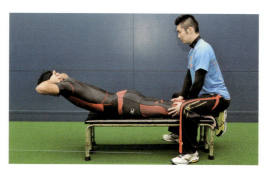

実施者は仙骨と下腹部を同時に力んで上体を反らす。補助者は力を逃さないように腓骨頭を加圧する。

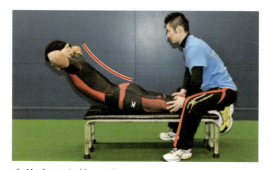

実施者は上体を反らせる。

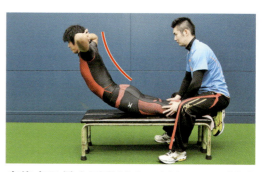

実施者は最大可動域まで反らせる。補助者は腓骨頭を加圧したままキープする。

<table>
<tr><td>**Section**
08</td><td>**２人の補助者が抵抗を加える**
背筋トレーニング</td></tr>
</table>

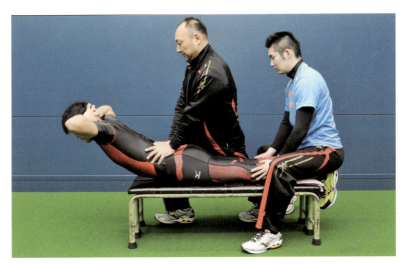

始動から腰部に圧をかけて行う。

効果

抜群の膝の締まり具合。足首の締まり。踵骨のズレ防止。
目で見て脛骨がグリグリとズレる方や、踵がガクガクしている方に効果抜群です。膝の手術後、予後のリコンディショニングの一環としても使えます。

筋力トレーニングをすると、やたら眠くなる　→　筋肉内の酸欠

無酸素になるまで運動で追い込まないと筋肥大しない。がっちり、やりましょう。

やり込んだら、食べる。そして休息をとる　→　回復

参考文献

『カパンディ 関節の生理学 Ⅰ 上肢』『カパンディ 関節の生理学 Ⅱ 下肢』『カパンディ 関節の生理学 Ⅲ 体幹・脊柱』I・A・カパンディ 著　医歯薬出版
関節の構造を知るには欠かせない3冊。

『チャートブック　骨格筋の解剖』川原群大 編著　エンタプライズ
模写された1つずつの筋を知るのに適した書。

『図説　筋の機能解剖　第2版』ジョン・H・ウォーフェル 著　矢谷令子・小川恵子 訳　医学書院
筋の運動点を理解するのに最適。

第4章

バックラット
プルダウン
トレーニング

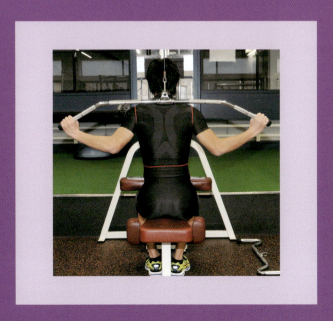

バックラット プルダウン

スタートポジション

フィニッシュポジション

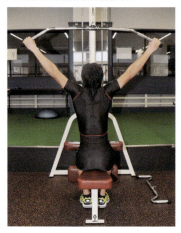

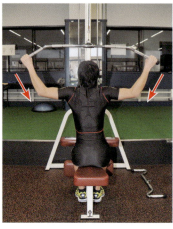

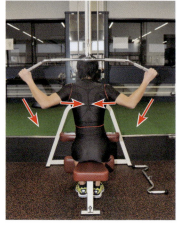

この姿勢から始める。

小指から力を入れて引く。

後頭部の後ろを通し、肩甲骨を意識して行う（脊柱に肩甲骨を寄せる）。

アドバイス バックラット プルダウンの効果を上げる方法

(1) 膝を締めます。
(2) プルと同時に目線を少し上げます。
(3) 肘に意識を置いてプルし、仙骨を力むようにします。

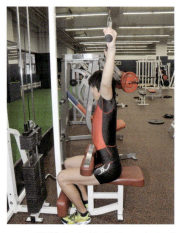

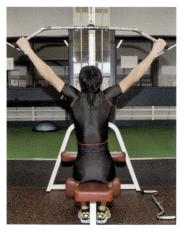

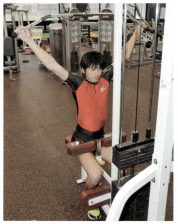

この姿勢から始める。大きく息を吸って、小指からグリップする。大腿部は床と水平、足底はフラットに床に置く。仙骨部を反らせるように力み、始動する。肋骨が上に引かれる。

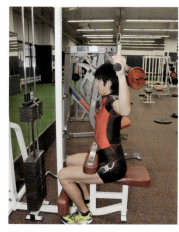 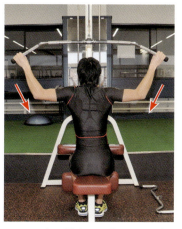 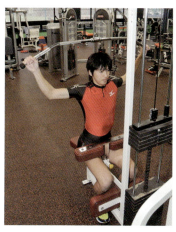

仙骨を力む。腰椎アーチを確保し、顎を鎖骨に乗せるようにシャフトを引くと、無理な力が発生せず、できる。吸った息を止めてプル。骨盤を立てるように意識するとプルしやすい。

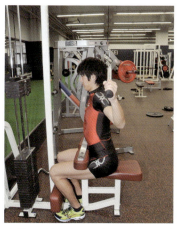 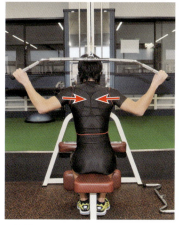 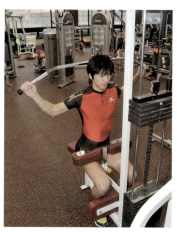

脊柱が前に押し出されるような感覚と、胸部が広がるのを感じながら行う。シャフトが後頭部を通過する時、息を吐く。胸部が広がるのを感じながら行う。仙骨を張るようにすると、力める。同時にへその下に力が入る。

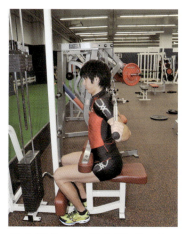 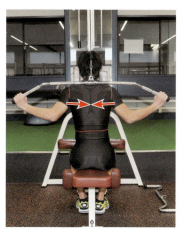 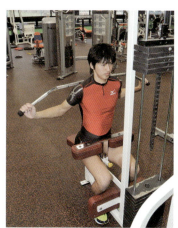

最大下位まで引き下げると、より胸部が広がり、腰椎アーチが増大する。息を吐き切りながら、最大可動域まで引き下げる。

アドバイス こんな形にならないように注意しましょう。

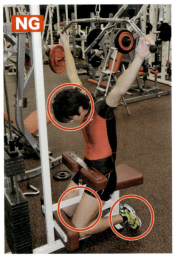

NG

頭が下がっている。モモが
床と水平になっていない。

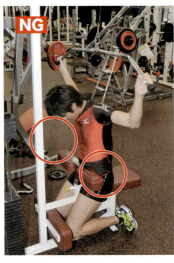

NG

イスの座面の中心に位置し
ていない。

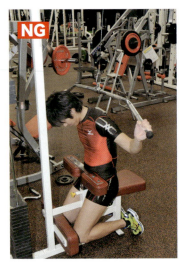

NG

後頭部よりシャフトが離れ
すぎ。背中が丸い。

No good

第4章 バックラット プルダウントレーニング

肩甲骨と股関節は連動する

軸としての連動、同側軸、対側軸としての機能

　前鋸筋が発達することで中殿筋が発達し、骨盤のズレの予防ができます。肩甲骨を背骨側に寄せてモモ上げをすると、スムーズに上がることで確認できます。練習パートナーやコーチに肩甲骨の間の筋肉をつまんでもらってモモ上げをするとよくわかります。ウォーキングランジでも、モモのスムーズな上がりとストライドが伸びることで、連動を感じられます。興奮した時や緊張した時に、肩（僧帽筋）が釣り上がらないようになります。

セラピストの解析

　興奮したり、緊張した時は吸気が多くなるため、吸気筋の僧帽筋が釣り上がってしまいがちです。日頃から肩甲骨の可動域を増やしておくことにより、興奮・緊張時も呼吸をコントロールできる身体にしておきましょう。

治療院の先生方へ

　脊柱の伸展機能が向上し、生理的弯曲が確保できることにより、重心線（『ストレッチ ing 編』p.149 参照）が正常化されるので、肩こり、猫背の予防、改善になります。

　スポーツジムに通いたい、通っている方から、「何に重点を置いてやればよいですか」という質問があった場合、「ラットプルダウン（バックラット）」を勧めてください。膝を傷めていてもできます。

指導者の方、アスリートの皆さんへ

　ウォーミングアップでバックラット プルダウンを取り入れてみてください。競技種目を問わず、有効性を発揮するでしょう。肩甲骨が動くことで、ランニング時の接地の安定が得られますから、ジグザグ走り、切り返し左右のコーンタッチなどのトレーニングも安心してできます。

初めて行う方へ

　バックラット プルダウンを自分の背骨に心地よいアーチができる重さから、無理なく呼吸に合わせて行ってください。目安は体重の 1/3 くらいからだと思います。

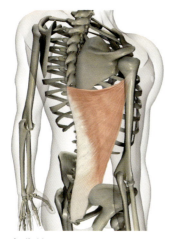

広背筋

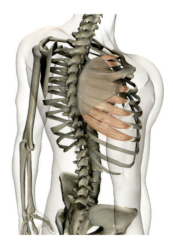

前鋸筋

参考文献

『軟部組織の診かたと治療』岩倉博光 監修　後藤和廣・大谷素明 共訳　医道の日本社

『新・動きの解剖学』ブランディーヌ・カレ＝ジェルマン 著　科学新聞社
体の動きをイラストで理解するのに最適。

第 5 章

懸 垂

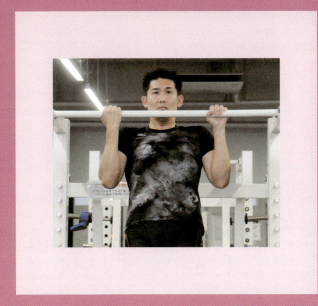

フロント懸垂

スタートポジション

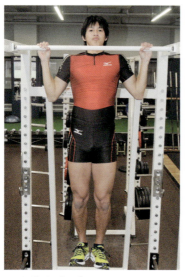

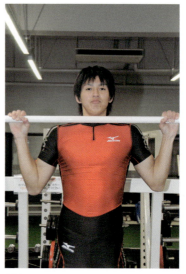

つま先を上げる。
仙骨を力む。
胸部をバーにぶつけるような
感じで引きつける。

鎖骨まで引きつける。

アドバイス フロント懸垂の効果を上げるコツ

両肩峰と仙骨を結んだ
二等辺三角形をイメー
ジして行うことで、肩
甲骨がさらに脊柱側に
寄ります。

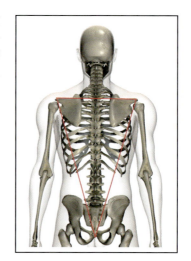

こんなフロント懸垂ではデメリット

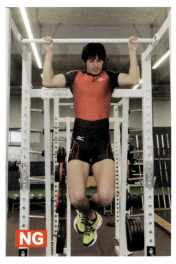

足クロスでは仙骨が力めず、体が下に引かれるという感じになります。

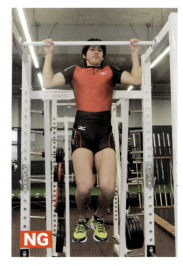

膝を曲げて反動を使うのは、初期の段階ではやむおえませんが、膝を伸ばし、仙骨を力めるように努力しましょう。

逆手で行った場合のデメリット

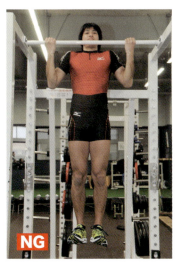

肩甲骨が背骨側（中央）に寄らないか、寄りづらいということになります。

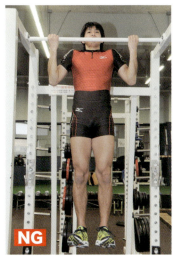

バーを引きつける時、足がバーより前方に振れることが多いので、「軸を入れる」ことを目的にすると、少しポイントがズレます。

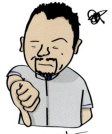

No good

ここでいう「デメリット」とは、軸ができるか、できないかを基準にしています。逆手にすると、脚がバーより前方に振り出ていって、仙骨を力んでも腰椎アーチができません。

Section 02 クロスハンドのフロント懸垂

右上肢の内旋（右肩下がり）や左上肢の外旋（右肩上がり）が矯正できます。

スタートポジション

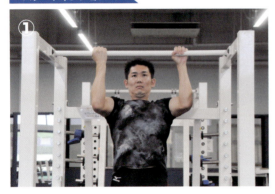

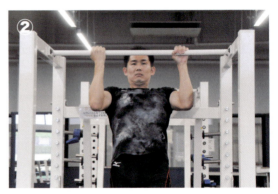

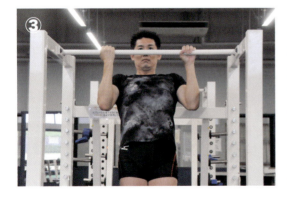

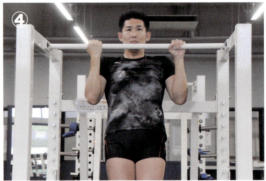

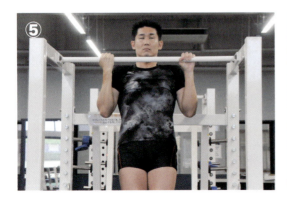

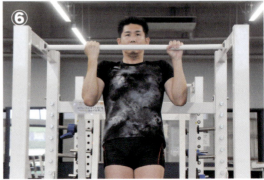

第5章 懸垂

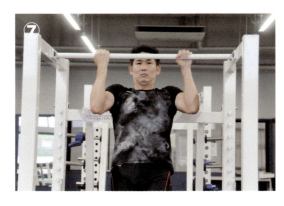

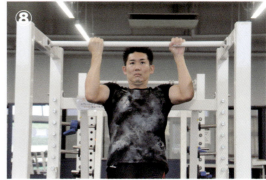

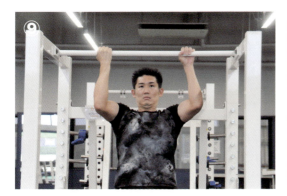

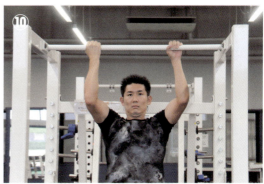

フィニッシュポジション

バック懸垂

スタートポジション

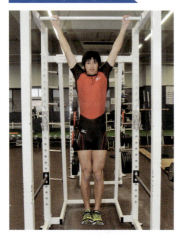 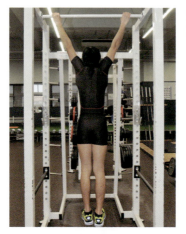

完全伸展。つま先を上げる。膝の後ろを伸ばす。

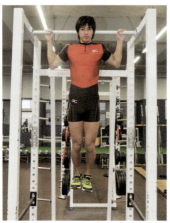 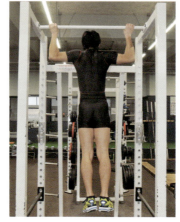

仙骨・左右の肩甲骨の三角形をイメージして引き上げる。慣れてきてできるようになったら、①広背筋意識、②前鋸筋意識、③脊柱起立筋意識と、意識する筋肉を変えながら行うと、刺激の入る部位が変わり、同じバック懸垂でも、より効果が上がる。

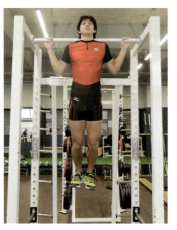 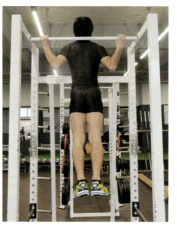

肩甲骨上部まで引きつけて、3～5秒静止する。

フィニッシュポジション

アドバイス バック懸垂では、ここまで引きつけましょう

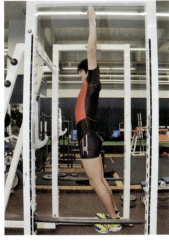 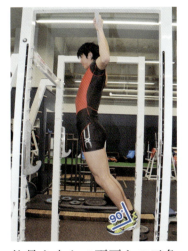 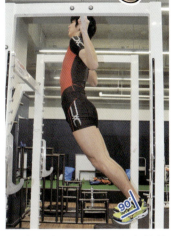

スタートポジションは完全伸展位です。

仙骨を力んで両肩との三角形で引き上げます。仙骨から引き上げるイメージで行います。

仙骨を力んで、よく全体的に反れています。良い状態です。

これは悪い例です

足をクロスするデメリット

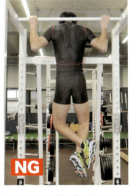

NG

1. 下に引かれて重みを感じます。
2. 肩甲骨が背骨側（中央）に寄らない、または寄りが悪くなります。

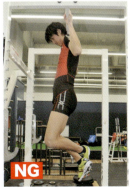

NG

3. クロスすると、バーをくぐろうとして、頭が下がってしまいます。

頭を下げるデメリット

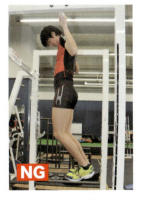

NG

1. 仙骨を力めません。
2. 頭が下がっています。

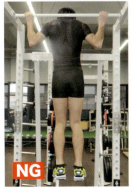

NG

3. 肩甲骨を背骨側（中央）に寄せられない、または寄りが悪くなります。
4. 肩甲骨（左右）と仙骨の3点で、つり上がっていないので軸が入れられません。

第5章

懸垂

初めてバック懸垂をする人のために

腕の位置は肩幅より広く持ち、体がつり上がりやすい形をつくりましょう。
補助者をつけて、踵を押し上げてもらいましょう。
仙骨を力む感覚と肩甲骨を寄せる感覚を覚えましょう。

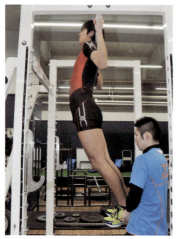
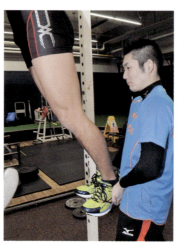
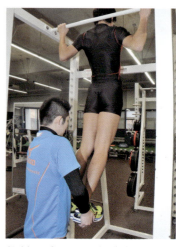

初心者には補助をつけて、体の軌道を覚えさせる。

補助者は踵を上方に押し上げる。

仙骨を中心に、体全体にアーチができるように補助する。実施者は、その突っ張り感を覚えて、一人でできるようにする。

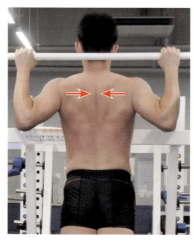

仙骨を力むことと肩甲骨を寄せることを意識する。

🔵 アドバイス 特にどんな人に懸垂をさせたらよいか

1. 足首の緩い人
2. 膝の緩い人
3. 骨盤の広がっている人
4. 「クニャクニャ」している人
5. 背中の丸い人
6. 体の軸が入らない人

　どなたでも、どの種目の人でも必要です。身体の各部の関節が締まり、腱が強化されます。けがの予防に役立ちます。

できるようになるまでの道のり

・ほんの少ししかできなくても、約3〜6カ月でできるようになります。
・できなくても、ぶら下がりから始めましょう。

　懸垂ができないと答える女子アスリートは多くいます。それは、骨盤まわりが柔らかすぎたり、骨盤が広がり、仙腸関節が緩んでいることが多いからです。関節を締めて腱を強化しましょう。

治療家の先生方は

　腸骨、後方下方（後傾）側は、後上腸骨棘の内側に浮腫（ブヨブヨした感）が出ます。腸骨、前方上方（前傾）側は、後上腸骨棘の下側に筋の突っ張り感と腰方形筋の肥大が見られるのが分かると思います。

　トレーニングを実施する人が、自分で触って一番分かるのは仙骨の上のお肉がたくさんつかめた場合、骨盤がズレている、もしくはトレーニングがうまくいってないケースです。自分で仙骨上のお肉をつまんでみましょう。ここは本来、スジばっているところです。

　さて懸垂ができないアスリート、トレーニング実施者に何を処方箋としてアドバイスすればよいかというと、まずは大腰筋トレーニングです。自分でどのスタイルがマッチするか、p.35〜71を見て試してみてください。たぶんp.37、p.45〜49、p.58の型重視のものが取り入れやすいと思われます。まずは始めてみましょう。

セラピストの解析

　懸垂を中間域（肘を完全に伸展しない状態）で繰り返し実施すると、筋線維の中間部分（筋腹）を刺激し、筋肥大を獲得できます。最大可動域を使って実施すると、腱と関節に刺激が加わり、関節が締まり、関節の安定性が増し、腱が強くなります。

　最大伸展・最大可動域の懸垂を優先し、先にこの方法ができるようになってから、肘を伸ばしきらない中間域を実行することをお勧めします。

体感コメント

　最大可動域の懸垂を10のパワーとすると、中間の可動域を重視して行うとパワー3でできるので、限界まで追い込めます。背中の詰まった感じがなくなります。

注意点・まとめ

　最初に、最大可動域で止め系を行います。関節を締めて腱を強化することが目的です。中間可動域で回数を多く行います。筋腹への刺激が目的です。最後に、最大可動域で止め系を行います。もう一度関節を締めて軸入れをします。

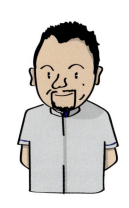

前後には、順手で「止め系」のバック懸垂が望ましいですが、補助者に、押し上げてもらっても結構です。バック懸垂ができない場合は、フロント懸垂で「止め系」を行ってください。

弊害の発生

中間の可動域を最初にやってしまうと、関節受容器が動的な刺激に耐えられなくて、肩関節の可動域が減少し、ゴリゴリ音が鳴ったりします。

ベルトをズボンの後ろへ通す動作が鈍くなります。

セラピストからのアドバイス

「足首をひねったな」と思ってすぐに止め系のバック懸垂およびフロント懸垂をすると痛みがなくなったり、予後が良好になります。軸を入れて、止め系のバック懸垂ができるアスリートは、膝や足首の捻挫をほとんどしません。もしくは、やってしまっても早期治癒します。施術院に来院するアスリートには、「懸垂できる？」と聞くことが、施術の処方箋や競技復帰への大きな手掛かりとなります。

理由：（主働筋）

下肢外転筋に対して伸張作用を与えることで、協力筋である内転筋が同時に伸張され、大腿四頭筋、拮抗筋であるハムストリング筋にも、「止めている間（体を伸展している間）」に伸張作用を加えることができて、膝、足首が締まっている状態を保てているからです。腱が強いということです。3〜5秒静止しましょう。

精度が上がってきた時のチェックの仕方

現場の指導者の方、アスリート自身の共通認識でやっていただけるとありがたい。『ストレッチ ing 編』の p.26〜27、うつぶせ下肢挙上チェックは、仙腸関節の可動域差を見極めることができます。

> 下肢後方挙上角度が浅い（低い）側 ＝ 腸骨後方下方（後傾）側を示します。
> 下肢後方挙上角度が深い（高い）側 ＝ 腸骨前方上方（前傾）側を示します。

懸垂前にこのチェックをして、懸垂後に下肢挙上の左右差がなくなっていたら、効果的な懸垂ができたと判断してよい。この時の効果の検証としては、直接骨盤から刺激を入れて左右差を治すのではなく、遠隔的に肩関節と肩甲骨の動きから仙骨を力んで得られる良い効果と言えます。

このような人は超スロー フロント・バック懸垂をしてみてください

a. 止めるバック懸垂に慣れてきた人。
b. 疲労回復の遅い人。
c. 筋力トレーニングのバリエーションが欲しい人。
d. 腱の強化をしたい人
e. 技術系の速い動きを求めている人。

前鋸筋の発達が著しく、肩甲骨の寄りが見違えるほど進歩し、脚の関節がよく締まります。

どのような時に超スローを行えばよいのか

① アクティブレスト（積極的休養日のことでで、専門種目、技術系のトレーニングをしないが、少し体を動かしておく）で取り入れます。

②筋線維がパンパンに張って、回復が遅くなっているタイミングで取り入れます。
③疲労回復がとても遅い時は自重のかからないバックキック、大腰筋、背筋を超スロー（頭の中で、1、2、3・・・10、と数えながら、約10秒かけて）を行うと効果的です。

超スローのコンビネーションとしての効果

　超スローで上がって、超スローで下りると体軸づくりになります。バックキック、大腰筋、背筋も同じように行うことで、体軸づくりの違った刺激が入ります。

参考文献

『骨単　語源から覚える解剖学英単語集［骨編］』『肉単　語源から覚える解剖学英単語集［筋肉編］』河合良訓 監修　エヌ・ディー・エス

第6章

プッシュアップ

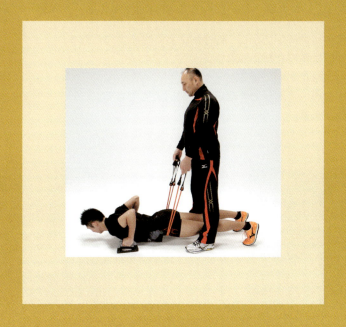

バーを使ったプッシュアップ

スタートポジション

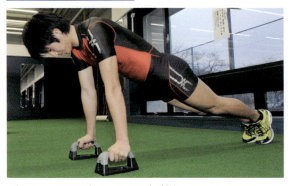
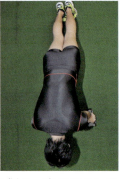
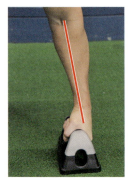

プッシュアップバーをほぼ肩幅にセットし、しっかり握る。次にアキレス腱を伸ばし、しっかり膝裏まで突っ張りを感じるようにしてから始める。

手首から肘までを真っすぐにする。

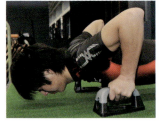
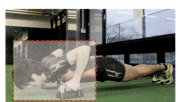

フィニッシュポジション

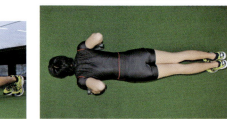

腰椎アーチを確保したまま、両腕の間に体を押し込む。

すると、肩甲骨が寄る。

バーを使ったプッシュアップのメリット

① 肩甲骨の可動域が広がり、脊柱側によく寄るようになる。
② 手首と肘に負担がかからない。
③ 仙骨を力むことができる。
④ 手首が変形、背屈ができない人、痛い人もできる。
⑤ 体に軸が入る。

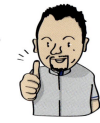

悪い例

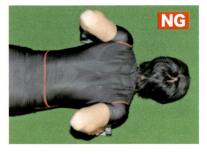

NG

片方の腕に依存して行うと、背骨が弯曲してしまうので、両腕に均等に体を預けて、体を腕と腕に間に押し込む感じで行います。

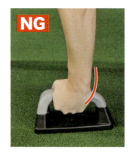

NG

手首が曲がって、外方に力が逃げないように注意ましょう。

従来の腕立て伏せ

スタートポジション

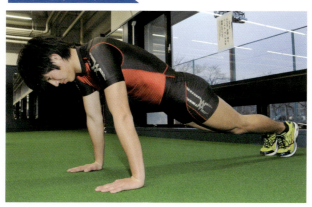

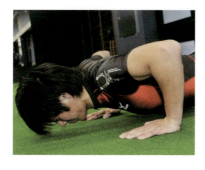

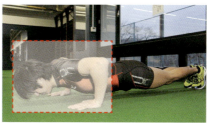

フィニッシュポジション

従来の腕立て伏せのデメリット

① 肩甲骨の可動域が減少して、脊柱側に寄りづらい。
② 手首の可動域が初期動作でロックしてしまう。
③ 肘に負担がかかる。
④ 手首の背屈ができない人、痛みのある人はできない。

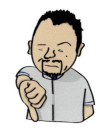

アドバイス うまくできない時はこうしてみよう

・アキレス腱を伸ばしてから行うと、うまくできます。
・脊柱伸展ストレッチ ing、スタビライゼーションを行うとうまくできます。
 (『強くなりたきゃこれを読め !! ストレッチ ing 編』p.78 ～ p.82 参照)。

第6章 プッシュアップ

腕立て伏せができない人への補助

スタートポジション

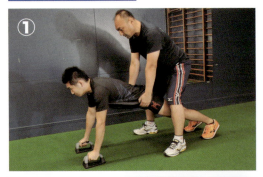

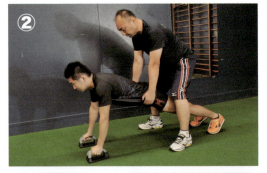

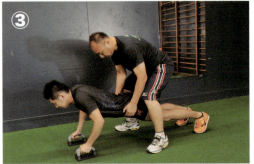

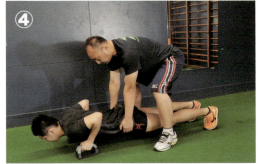

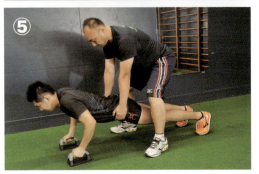

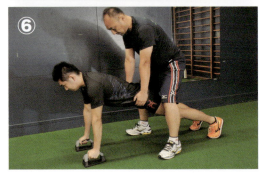

フィニッシュポジション

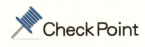 **Check Point**

補助する時は、骨盤の
前側の骨（上前腸骨棘）
を保持しましょう。

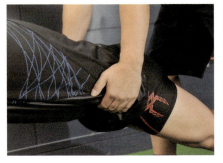

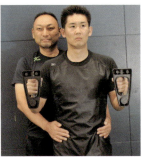

第6章　プッシュアップ

チューブを使った補助の方法

補助者はチューブを両手でしっかり持ち、実施者のプッシュアップに合わせて補助します。

スタートポジション

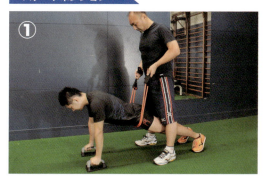

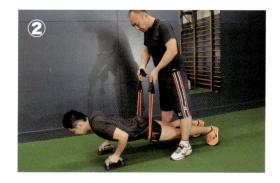

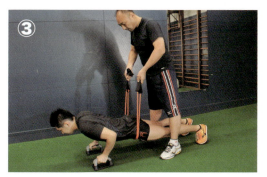

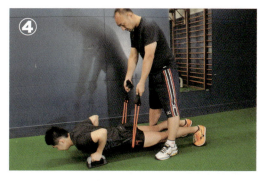

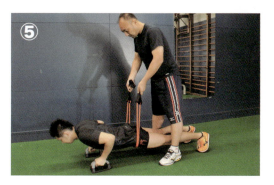

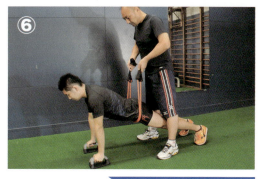

フィニッシュポジション

第6章 プッシュアップ

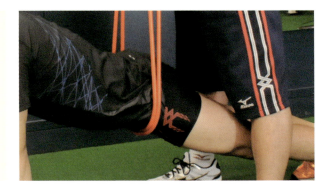

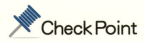Check Point

骨盤の前側の骨（上前腸骨棘）に
チューブを当てましょう。

第7章

メディシンボール
トレーニング

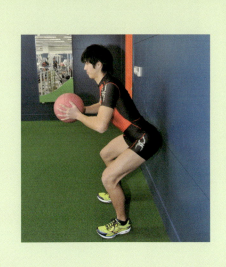

メディシンボールを使って軸をつくる

スタートポジション

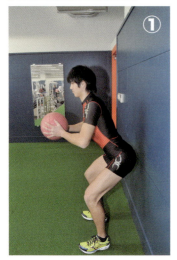 ①

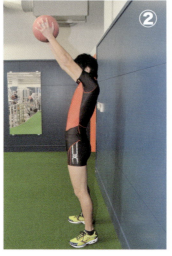 ②

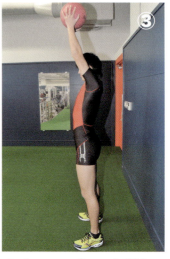 ③

仙骨を力み、ボールを体の中心で支える。

脊柱に対して平行移動するように、メディシンボールを移動させる。伸び上がる。

メディシンボールを頭方に差し上げ、ボールの軌道を体に覚えさせる。

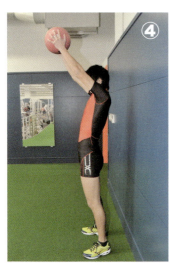 ④

フィニッシュポジション

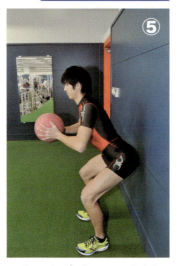 ⑤

メディシンボールを下に移動する。ボールの重さを利用して鼠径部でつぶす感じでやると、仙骨を力め、膝も出さずにできる。

スタートポジションと同じ形をとる。

Check Point

正しい軌道を最短で通すと、ボールの重さを感じません。
一番の力みポイントは、ボールを下に持ってくる時です。

ジャンプしない方法とジャンプする方法

　ゆっくりした動きの中で、力んで軸をつくりましょう。
　これができるようになったら、次にジャンプして、素早く、できるだけ早く上下にメディシンボールを動かしましょう。接地の意識を強く持ってジャンプすることが大切です。上達すると接地音が「大きく短い音」で、心地よくできます。

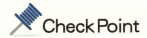 **Check Point**　ジャンプする方法は、仙骨が力めないとできないので、ジャンプしない方法で十分に動きをマスターしてから行ってください。

メディシンボールを使った筋力トレーニングの効果

① 体幹がしっかりします。
② 素早い動きの中で仙骨を力めます。
③ 指が開くようになります。
④ 上肢（肩、肘、手首）の関節が締まり、しっかりします。
⑤ 接地の確認（ジャンプ）が連続でスムーズにできます。

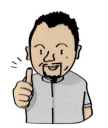

鏡の前で形と軌道を確認する

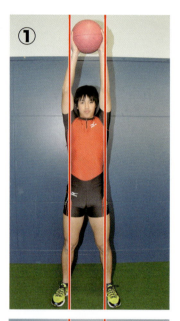
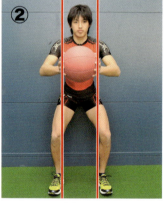
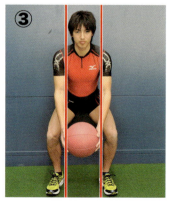

確認する方法

（1）ジャンプしない場合は、ゆっくりした動きで、また、ジャンプする場合は、素早く、メディシンボールを動かします。

（2）ボールが自分の体の中心を上下するように、鏡（またはガラス窓）に映して、目で見て確認しながら行います。

（3）できない場合は、次のことが考えられます。

　　仙骨を力めないか、またはメディシンボール自体の重さが自分に合っていないか、動きの速度が速まりすぎて体軸の中心を通過できていないかです。

　　結果的に、上下の幅（移動）が小さくなっています。

参考データ
撮影のメディシンボールは4kgを使用しています。
モデルの戸谷隼人君は身長183cm、体重70kgです。

メディシンボールを使った
動的スクワット

うまく行うためのポイント

（1）バック投げのイメージ。
（2）鼠径部に力みの意識を持つ。
（3）コツは、とにかく跳ぶ。
（4）跳んで軌道をしっかりメディシンボールを動かす。

スタートポジション

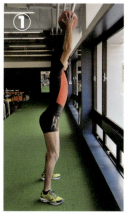 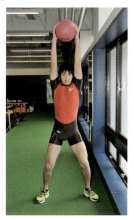 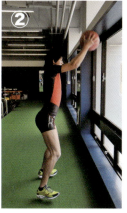 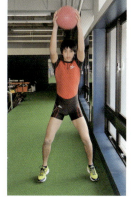

① ②

見た目のポイント：まずバンザイの格好。
意識のポイント：肘を伸ばす。仙骨を力む。

見た目のポイント：跳ぶ。
意識のポイント：膝を前に出さない。腰椎ア
ーチを意識する。

フィニッシュポジション

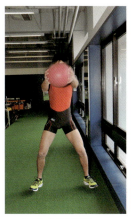 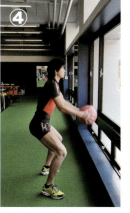 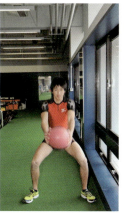

③ ④

見た目のポイント：ボールを引き下げる。
意識のポイント：脊柱を伸ばしたままの姿勢
をとる。

見た目のポイント：ボールを引き下げる。
意識のポイント：手掌でしっかりボールを固
定する。

第7章 メディシンボールトレーニング

115

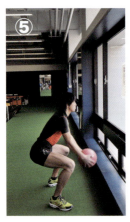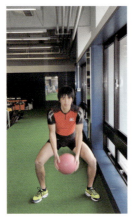

見た目のポイント：ボールを引き下げる。
意識のポイント：手掌でしっかりボールを
固定する。

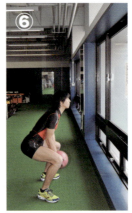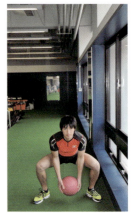

見た目のポイント：より鼠径部、仙骨をさ
らに意識する。
意識のポイント：手掌でしっかりボールを
固定する。

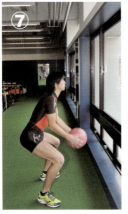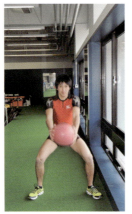

見た目のポイント：跳ぶ。
意識のポイント：仙骨を力んで跳ぶ。

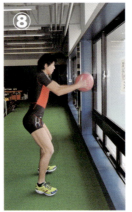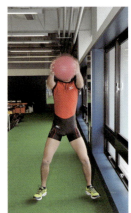

見た目のポイント：ボールを引き上げる。
意識のポイント：脊柱を伸ばす。

フィニッシュポジション

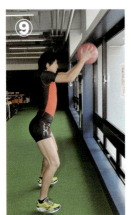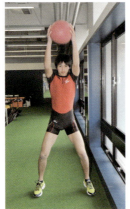

見た目のポイント：ボールを引き上げる。
意識のポイント：自分から足裏全体で着地
しにいく。同時にボールを手掌で挟み込む。

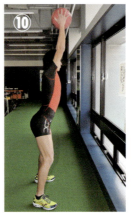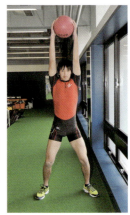

見た目のポイント：バンザイの格好。
自分の意識のポイント：ボールを頭方、真
上に保持する。

アドバイス できていないポイントをあげると

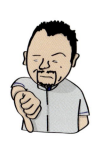

（1）きちんと殿部から行っていない（他人からの目）。

（2）鼠径部から動いていない（自分で感じること）。

（3）膝から動いてしまっている（他人からの目と自分でも感じること）。

（4）ボールが頭方より後方に行っている（他人からの目と自分でも感じること）。

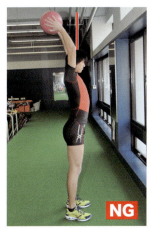

頭の真上ではなく、頭の後ろへ行き過ぎています。

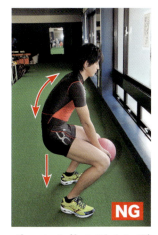

ボールを体の近くに通そうとして、背中が丸くなって、重心が下がり、膝が前に出過ぎています。

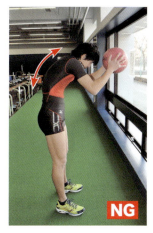

ボールを落としたくないあまり、背中が丸くなり、目線が下に行き過ぎています。

仙骨を力んでメディシンボールを上下できなかったら

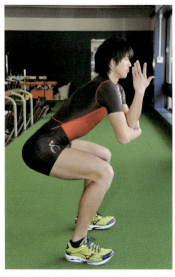 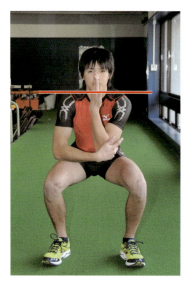 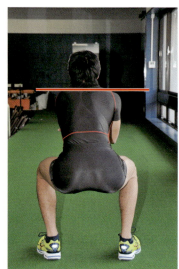

両肩を水平にして、力むストレッチ ing を行いましょう。(『強くなりたきゃこれを読め!! ストレッチ ing 編』p.100 ～ p.103 参照)

メディシン スタンディング ランジ

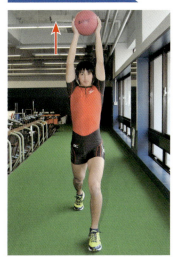

左鼠径部でアルミ缶をつぶすイメージで、しゃがんだ時に、さらに腕を突っ張ると、より腰椎アーチができて仙骨が力みやすい。

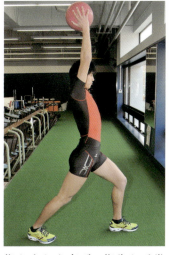

指を大きく広げて指先と手掌部で挟み込むように持つ。肘を伸ばす。ボールを頭の真上か頭の少し前に持ってくる。後ろに行くと肘が曲がり、軸がとれない。

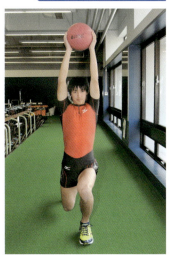

左膝と右大転子の間に体幹を入れ込む感じ。

第7章 メディシンボール トレーニング

よくある質問

Q. スクワットって、どうやればいいんですか。

A. やり方を答えるのはたやすいですが、「スクワットの目的をどこに持っていますか」と逆に質問したくなります。そうすると、「股関節を使えるようになりたい」と返事が返ってくるとありがたいです。

　スクワットのスタンスには、次の3つの方法があります。

(1) ナロー スタンス

・足をピッタリそろえます。足幅のスタンスに応じて、股関節の可動域が制限されることを、まず理解してください。
・自分のつま先より膝を出さない。
・膝を曲げて始めないこと。
・仙骨を力んで、殿部全体を後ろに張り出すようにすること。
・手は頭の後ろで組むか、シャフト（ポール）を持って、肩甲骨を寄せて行う。

(2) ショルダー スタンス

・足の間をこぶし1個か1個半くらい開けて立つ。
・ナロー・スクワットの足ポジションよりは股関節の可動域は出る。
・自分のつま先より膝を出さず、仙骨を力んで、殿部全体を後ろに張り出すようにするのは共通です。

(3) ワイド スタンス

・肩幅よりやや広めのスタンスをとる。
・大腿四頭筋の硬化が見られることとスタンスが広いことにより、自分の股関節の可動域を見極められる。
　このスタンスはあまりお勧めしません。しゃがむことに意識が行きがちで、そのことで腰椎が後弯し、過剰な負荷が椎間板にかかるからです。

　しゃがめる角度や膝の屈曲の程度で、クオーター（1/4膝屈曲）、ハーフ（床と大腿部が水平）、フル スクワット（膝よりも殿部が下がっている）と呼ばれます。研究と検証の結果、スタンスの幅に応じて、股関節の可動域が自然にストッパーがかかることと、仙骨を力んで腰椎アーチができると、同じスタンスでも股関節の可動域が増す、より安全な型を得られることが分かりました。そこで、私はナロー スタンスとショルダー スタンスを勧めます。

第8章

ドリル

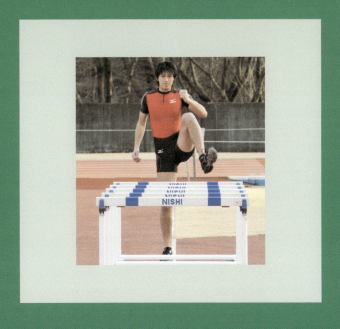

後方ハードルまたぎ
（右肩下がりの場合）

条件　右肩下がり、右腸骨（骨盤）後傾

右の肩のポイント確認 ➡ 支持脚（軸脚）がしっかり伸びていること。

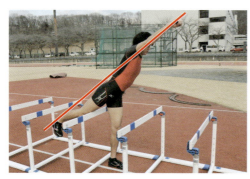 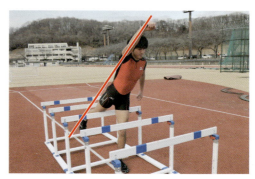

抜き脚と抜いた方の手が一直線になっていること。仙骨をしっかり力む。

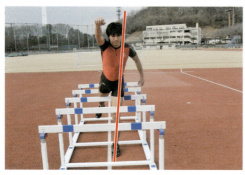 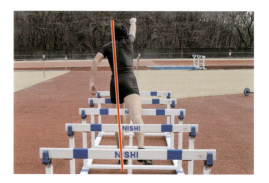

支持脚側の軸をしっかりつくる。

Section 02 後方ハードルまたぎ （左肩下がりの場合）

条件 左肩下がり、左腸骨（骨盤）前傾

左の肩のポイント確認 ➡ 目線を落とさないようにする。

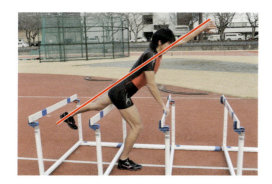

左脚（抜き脚）の方の手（左手）の親指を下に向ける。親指を下に向けることによって、肩甲骨から意識できる。左手の親指を下に向けることによって、仙骨を力む。右手は、軸脚が不安定になる場合は、ハードルを持ってもよい。体の中心がラインの真ん中にある。

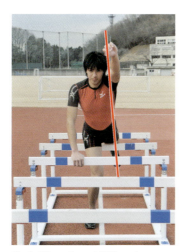
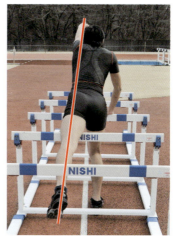

抜き脚は次の軸脚になるので、地面に真っすぐ着ける。

第8章

ドリル

123

同側軸を意識したハードルまたぎ

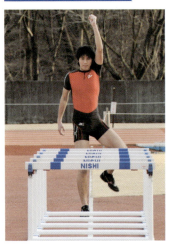

腕を真上に伸ばす。進んでいく側の肩関節と同じ側の股関節の縦軸を意識して動かす。

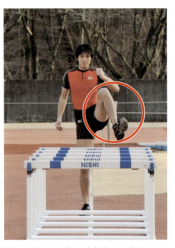

脚を抜く時に軸脚が開かないようにする。手は肩甲骨から引く（懸垂をするように）→ 仙骨を力む。抜き脚（左脚）を左手の脇の下に通す。抜き脚のつま先がしっかり上がっている。

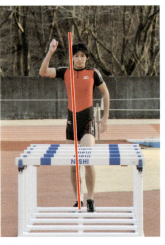

軸を決めてスタートしているので、肩が一直線。

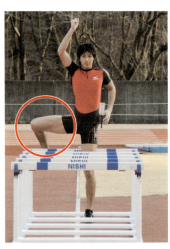

膝が90°以上開かずに脚を上げている。90°以上開くと、股関節から動けない。

対角線軸を意識したハードルまたぎ

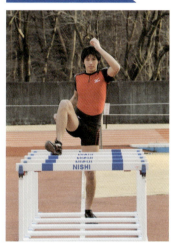

腕を振り上げる側と反対側の脚を意識して上げる。

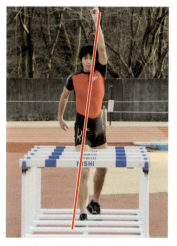

手が伸びていることによって、軸（左手と右脚の対角線）がしっかりと意識できる。肩甲骨から引くことにより、抜き脚が股関節から上がってくる。

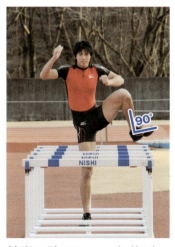

軸脚の膝がしっかり伸びている。どの動作時も、つま先は下がってはいけない。90°をキープする。

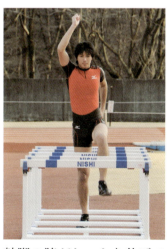

軸脚の膝がしっかり伸びている。「肩甲骨から引く」ことを意識をして、肘が後ろへ動くことになる。

第8章

ドリル

125

側面から見た
同側軸を意識したハードルまたぎ

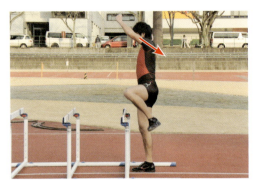

Section 03 の「同側軸を意識したハードルまたぎ」を側面からみた場合

抜き脚が軸脚の膝辺りを通ることが、股関節から動けることにつながる。肘から落とすイメージで行うことにより、肩甲骨が動いて、骨盤が開くことがなくなる。

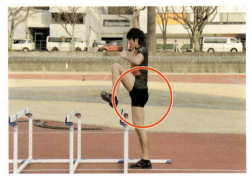

仙骨を力むことによって、支持脚が力強くなる。

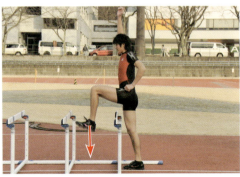

「胸を張る」意識を強く持ちます。抜き脚が真っすぐ下に着いている。軸脚が開かないこと。

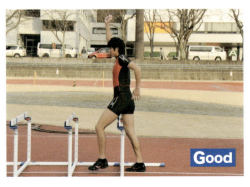

しっかり接地する。

Good

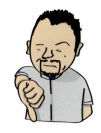

アドバイス こんなふうにならないよう注意しましょう

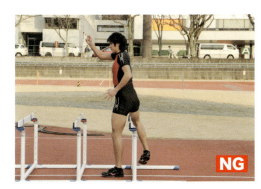

「肩甲骨を後ろに引くように動かす」意識をして肘を引いていないので、抜き脚側の骨盤がローリングしそうになります。

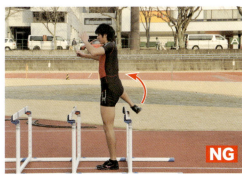

それに伴って、軸脚に体重が乗らなくなり、次の動作が遅れています。

第8章

ドリル

側面から見た
対角線軸を意識したハードルまたぎ

Section 04 の「対角線軸を意識したハードルまたぎ」を側面からみた場合

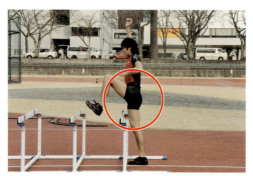

骨盤は開いていない。手でブロックできているので、体も真っすぐ。

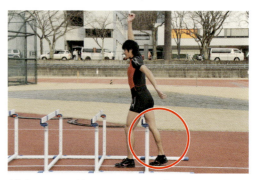

軸脚だった後ろ脚が開かずに、次の動作に移行している。

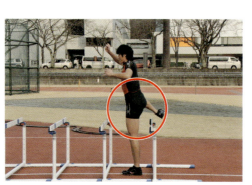

仙骨を力めているので、背中にアーチがあり、前かがみになっていない。

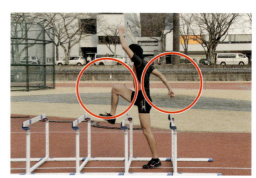

腕を引きすぎているため、次の動作が遅れてしまう。しっかりと胸の辺りまで膝が上がっていて、股関節が動いている。

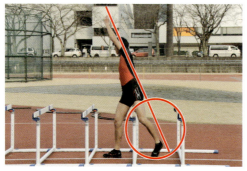

前脚が着いたらすぐに後ろ脚が移動する準備ができていて、手と後ろ脚が一直線になり、仙骨を一番力める状態になっている。

アドバイス **進左退右と腸骨後傾、腸骨前傾の合致**

　前に進む時、左脚先行で行うと、腸骨の前傾しすぎが矯正され、後ろに動く時に、右脚から動くと、腸骨の後傾が矯正される動きとなります。その動作を筋力トレーニングと軸づくり、「軸」を「動」に転換するドリルを取り入れたら、左右のズレを著しく改善できます。故障やけがの予防に役立ち、パフォーマンスの向上につながります。

第8章

ドリル

第9章

ウォーキング
ランジ

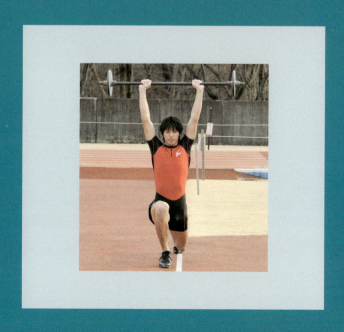

ウォーキング・ランジ

　漢字・英単語を覚えるのにも、数学の公式を覚えて問題を解くにもそれぞれコツがあるように、身体能力を覚醒させるにもコツがあります。

　コツが分かれば楽しみが生まれ、継続できます。面白みが増しまた続けたくなります。

　身体の眠った才能を目覚めさせる『才能覚醒』の方法の研究・検証を重ねてきたトレーニングについて「軸」「軸を動にどう生かすか」をご紹介します。

さあ、それではやってみましょう

「左右非対称」の見極めを元に（p.8〜9参照）

① 骨盤中央＝恥骨の真下にラインを置いてまたぐ形
② 右脚先行＝右脚でラインを踏んでいく。
③ 左脚先行＝左脚でラインを踏んでいく。

　検証モデルのアスリートの条件は男性・女性ともに、右肩下がり・右骨盤後傾／左肩上がり・左骨盤前傾の最も一般的に多く見られる「左右非対称」パターンの持ち主です。

検証からのアドバイス

　多くの場合、15歩以上で実施すると、アスリートの集中力が維持できず、ウォーキング・ランジの目的とする「支持脚接地時の同側軸の確保」「後方脚の引き出し時の対側軸の確保」の意図から逸脱する股関節の横軸へのブレ、また上半身のローリングが見られるので、その防止のために歩数を限定して行いました。

　初期的には7歩〜9歩で、慣れてきたら9歩〜11歩が集中力もあり軸をつくりながらできました。

左脚先行で実施の意図

左脚先行でスタートするメリット

① 左肩上がりになっているので、左側に体が開かないように、左大腿部、鼠径部でブロックできてしまうので、右足を前方に引き出す時、真っすぐ骨盤（坐骨）直下を通過する。
② 体軸が左側にブレない。
③ ムダな前傾も発生せず、背骨を立てたまま行える。

右脚先行でスタートするデメリット

① 右肩が下がっているので、左側に体が開いてしまい、左脚を前方に引き出す時、真っすぐ骨盤（坐骨）直下を通過しない。
② 体軸も左側方にブレたり、過剰な前傾が発生する。

　モデルの選手には検証の意図を伝えずに実施してもらっています。
恥骨の真下ライン基準（p.140参照）／右脚ライン基準（p.135参照）／左脚ライン基準（p.136参照）

恥骨の真下ライン基準の時

　ラインをまたぐという条件を提示して、真っすぐに進む意識づけをしているにもかかわらず、実際の動作中には明確な指標（ポイント）になっておらず、股関節の側方への動揺（横軸のズレ）が発生し（p.140、141参照）、それを真ん中（恥骨下）に基準を戻そうとして、再度、股関節の側方への動揺を起こし、バーベルのバランスが取れなくなり、シャフトの傾きを招いている。

　さまざまな指導現場で、知識の入れ替えの「自動更新」をしながら、指導にたずさわってもらえたら幸いです。

Section 01 バーベルシャフトのセットの仕方

最初に覚える基本ポジション

後方から見たベストポジション

僧帽筋を押さえずに、バーベルシャフトが肩甲骨上部に位置していること。
肩甲骨がしっかり背骨に寄っていること。
腰椎アーチができて、仙骨が力める良いポジションになっていること。

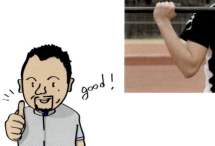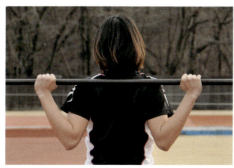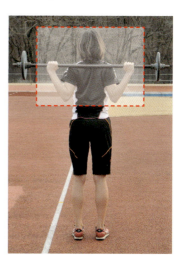

側方から見たベストポジション

　僧帽筋を押さえずにバーベルシャフトがセットできていると、肩甲骨が背骨に寄っているので、腰椎アーチができて、いまにも前方に足を踏み出したくなるポジションが自然にとれること。バーベルで顔が隠れないこと。

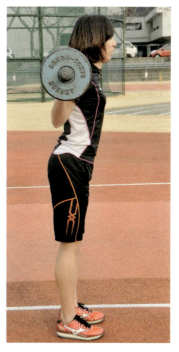

悪いバーベルのポジション

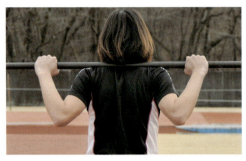

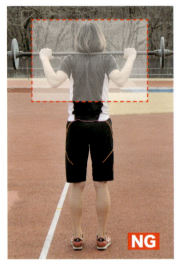

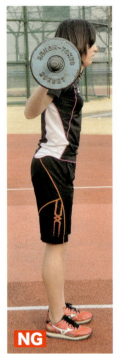

僧帽筋をバーベルで押さえています。そのため、肩甲骨が寄りません。背中が丸まり、仙骨を力めないポジションになってしまっています。シャフトで僧帽筋を押さえると、呼吸が深くできないので注意しましょう。

側方から見た NG の見極め
　一見、良さそうに見えるが、僧帽筋にバーベルシャフトが乗っていると、腰椎アーチができていません。これでは力めません。うまくシャフトがセットできていないので、顔がバーベルで隠れてしまいがちです。

"シャフトを担ぐ→肩甲骨を寄せる→モモが上がりやすくなる" を頭の中でくり返して、スタートポジションの確保をしてください。

最初に覚える基本ポジションのおさらい

治療家・古谷からのアドバイス
　肩甲骨を脊柱に寄せて、必然的に腰椎アーチが確保されることを伝えます。グリップのあそびもないように確認をします。

現場の指導者の着眼点
　バーベルの両端から均等な所を両手でグリップしているかを確認して、差し上げがスムーズなポイントをチェックしてください。自分でできるように教え、できているかをチェックしましょう。個体差が出るので、腰椎アーチがスムーズに作れる重さで行うようにご指導ください。

アスリートの体感
　仙骨でシャフトを受け止めているか、腰椎アーチができているかを感じるようにしてください。

初めて行う方へ
　最初はシャフトのみで OK です。まず肩甲骨を寄せましょう。肩甲骨を寄せると、脚が前に出やすいのを感じてください。シャフトを持てない場合はバンザイしただけでも、メディシンボールを差し上げて行っても大丈夫です。

（1）右脚ライン基準

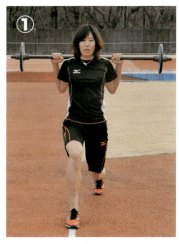

右脚ライン基準のスタート。

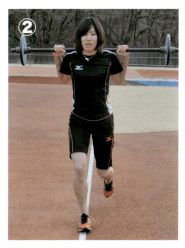

左モモの引き出し時、ぐらつきが見られる。

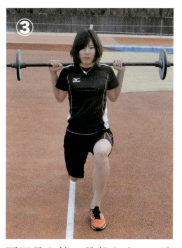

肩甲骨を締め骨盤を立て、沈み込めている。

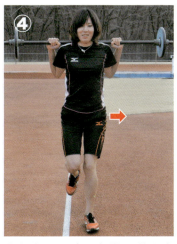

立ち上がる時、右脚の引き出しが遅れ、骨盤の左側方への動揺が見られる。

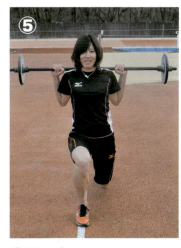

フィニッシュ。

(2) 左脚ライン基準

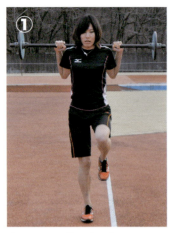

左モモの引き上げ。

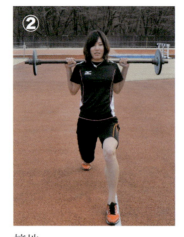

接地。

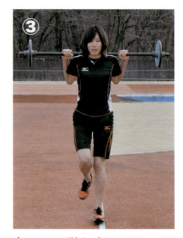

左モモの引き出し。

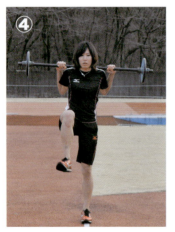

右モモの引き上げ。

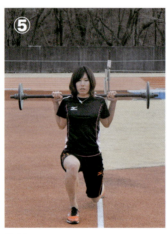

接地。

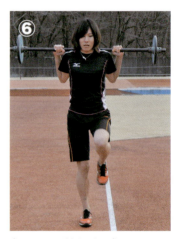

左モモの引き上げ。

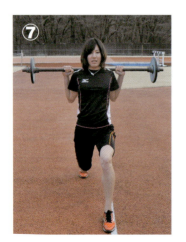

フィニッシュ。

ウォーキング・ランジ

第9章

悪い例

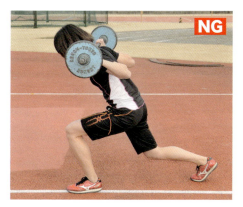

前にかがみすぎ。背中が丸い。

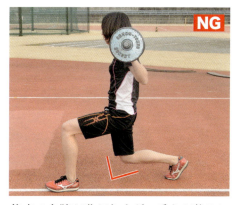

後方の右膝が曲がりすぎ。重心が後ろになっています。

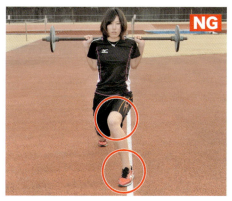

基準にしている左ラインより、つま先も膝も内側に入りすぎています。

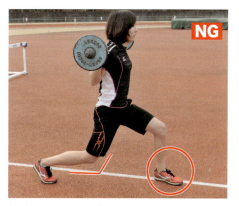

前方のつま先が基準ラインよりも内側に入ってしまうと、後方の膝も曲がりすぎてしまいます。

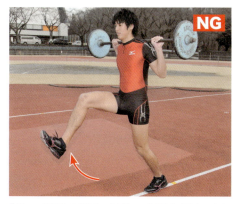

「リード脚の膝から下」を振り出してしまうと、支持脚の膝折れが起こり、骨盤が立ったままにならず、骨盤が後傾して接地してしまいます。

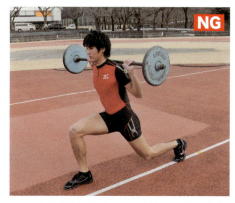

もしくは接地ポイントが定まらず、上体が前傾せざるを得ないポジションになってしまいます。負の誘発が発生します。

Section 02 バーベルを頭上に保持して行うランジ

背負って行うランジができた人、次のステップアップをしたい人は、シャフトを差し上げて行いましょう!!

スタートポジションのポイント
シャフトをグリップしている手掌から肘を介し、肩関節まで完全伸展し、肩甲骨外側から脇腹を通って腰椎アーチをつくります。

イメージ１
仙骨から体全体が前方に押し出されていく感覚を持ってほしい。

イメージ２
鼠径部支点でリズム良く下腿（膝から足首）が引き出されていく感じになります。この感覚が身体覚醒には必要です。

動きの自動化のポジションとは「仙骨を力める形」をつくることなり。

頭の後ろ（後頭部）で手を組んで実施する場合と同じで、肩甲骨を締めて（背骨側に寄せて）、バーベルは肩幅で保持し、前脚が接地すると同時に、バーベルを頭方に、より押し上げるようにします（肩関節の遊びを完全になくします）。

（1）最初のポジション

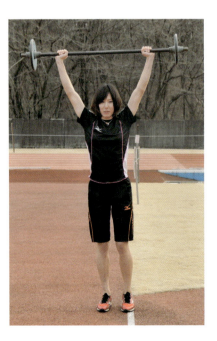

しっかり意識を持って
① 骨盤を立てる。
② 腰椎アーチを作る。
③ 肩関節の可動域が止まるまで上方にバーベルを差し上げる。
④ 膝の後ろに力を入れます。

バーベルシャフトの差し上げ方

　初心者（初めての方）はシャフトを広めに持ち、力の加えやすいところを見つけましょう。
　差し上げのポイントは、耳の裏から腕を外さず、肩の遊びをなくして、耳の後ろへ支持します。
　接地したと同時に、関節の遊びをとるように差し上げます。
　慣れてきたら、シャフトの幅を狭くしていきましょう。

ウォーキング・ランジ　第９章

治療家・古谷からのアドバイス
体全体を完全伸展位にします。

現場の指導者の着眼点
バーベルの両端から均等な所をグリップしているかを確認します。右に下がっていることが多いので、その時は右腕を強く差し上げる意識をすると、均等になりやすい。

アスリートの体感
仙骨でシャフトを受け止めているか、腰椎アーチができているかを感じます。どちらかの肩が下がっていないか、仲間にチェックしてもらいましょう。

初めて行う方へ
最初はシャフトのみで OK です。シャフトを持ってバランスが取れない場合は、シャフトなしで両腕を真上に上げて行ってください。

治療院の先生へ
ウォーキング・ランジについて質問されたら、「やった方がいいです」と答えましょう。股関節を前後に動かすことで、推進力を生みます。骨盤が立ちます。

(2) 体の真下にラインを置いてランジを実施

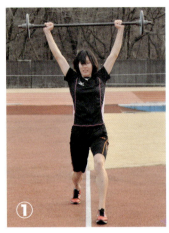

① 顎、臍、恥骨を結んだラインに白ラインがあるので真っすぐ進む。意識づけはされている。

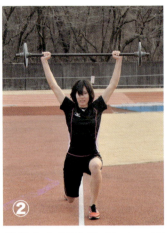

② 目線を上半身がブレない所に持っていく（例：1メートル前方）。

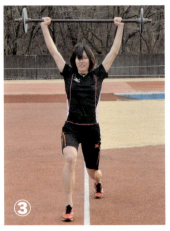

③ バーベルシャフトを強く差し上げる意識を持って立つ。

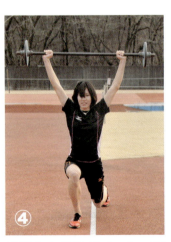

④ 目線を上半身がブレない所に持っていく（例：1メートル前方）。

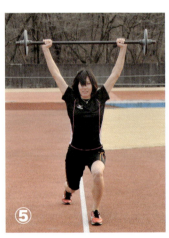

⑤ ラインをまたぐ意識が強く出すぎて、踏み出す脚が外へ外へと出る傾向が見られる。

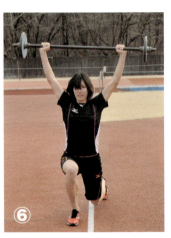

⑥ 踏み出した脚がラインをまたいで外へ外へ行く。骨盤が正面を向かなくなる。

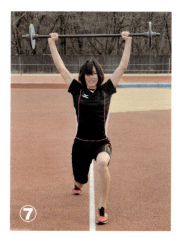 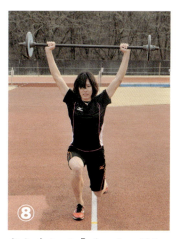 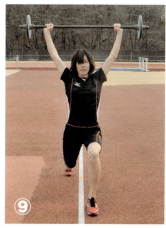

⑦ 意識するポイントが目線の
位置であったり、シャフト
が傾かないようにすること
であったり、意識するポイ
ントがたくさんあると、動
きに切れがなくなる。

⑧ あと少しで「ゴール」だと、
動きを修正できる。

⑨ 最後の1歩になると、力感
を増して終えられる。

(3)-① 右脚ライン基準の前方解析写真

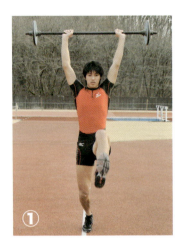

①

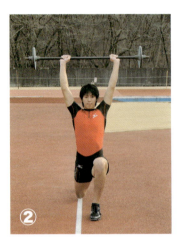

②

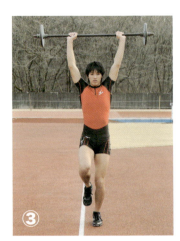

③

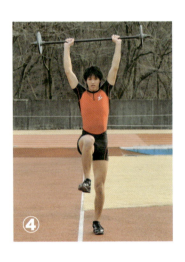

④

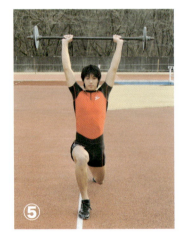

⑤

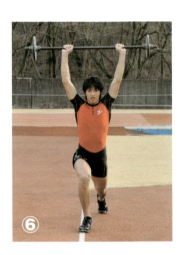

⑥

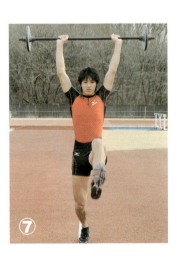

⑦

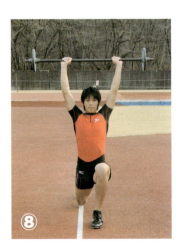

⑧

(3)- ② 右脚先行側面フォーム

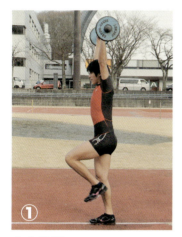

① 右支持脚

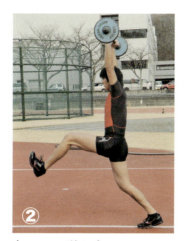

② 左モモの引き出し

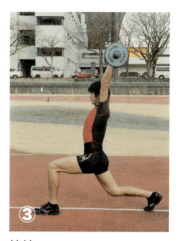

③ 接地

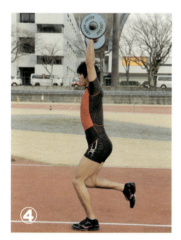

④ 左支持脚

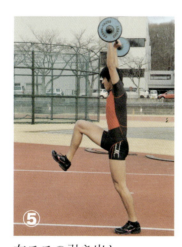

⑤ 右モモの引き出し

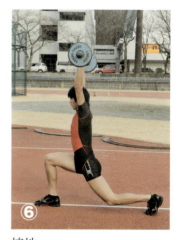

⑥ 接地

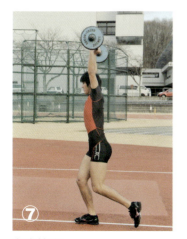

⑦ 右支持脚

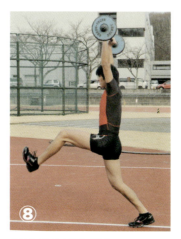

⑧ 左モモの引き出し

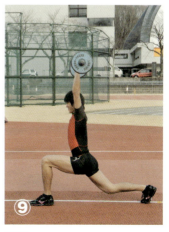

⑨ 接地

（4）左脚ライン基準

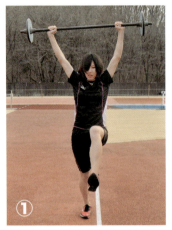

① 左脚でラインを踏んで行うと、自信に満ちた表情でスタート。

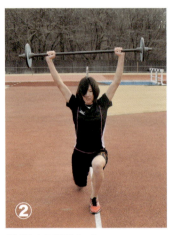

② 骨盤も正面を向いて、シャフト支持もしっかりできている。

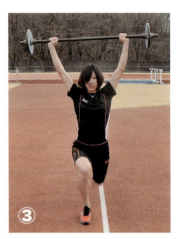

③ 右脚接地時も力強くできている。

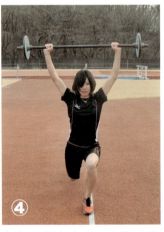

④ 左鼠径部を支点に大腿を引き出せ上半身もブレない。

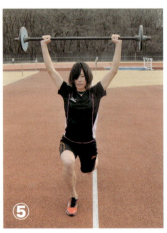

⑤ 歩数を重ねてもどんどん力強さが増し、接地が良くなる。

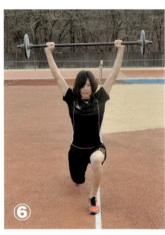

⑥ 最後の決めの一歩も仙骨を力み、腰椎アーチも確保したまま、力強くシャフトを差し上げて完了。

理想的なフォームです。
お手本にしてください。

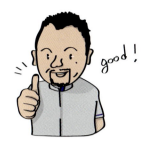

good!

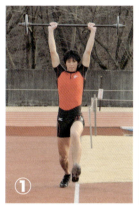

① 左脚の踏み出し。

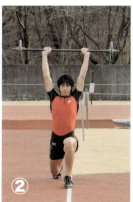

② 接地。腰椎アーチ、バーベルシャフト支持。

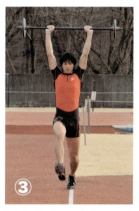

③ 切り換えて右脚の踏み出し。

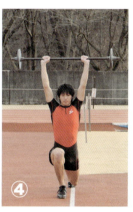

④ 接地。腰椎アーチ、バーベルシャフト支持。

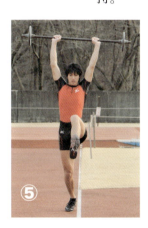

⑤

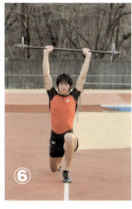

⑥

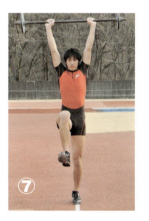

⑦

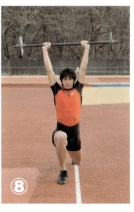

⑧

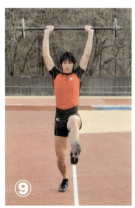

⑨

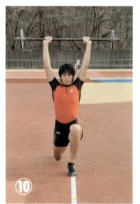

⑩

(4)- ③ 左脚ライン基準　側面のフォーム

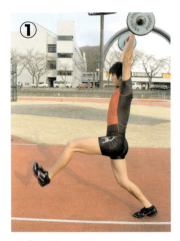

① スタートのバーベルシャフト保持姿勢で肩甲骨を締める。体全体のアーチができて、仙骨に力が入っているので、鼠径部を支点にモモを引き上げられている。

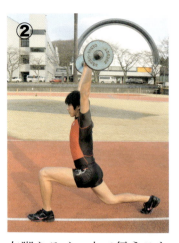

② 左脚をライン上で行うことで体が開かなくなる。これにより後方の右脚を前方に引き出す準備が整い、スムーズに脚が前に出る。

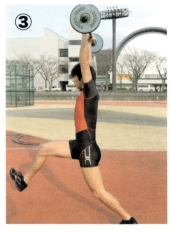

③ 支持脚に十分体重が乗り、体全体のアーチができている。肩関節から耳の後ろに腕をつけて、真っすぐバーベルシャフトを差し上げられている。

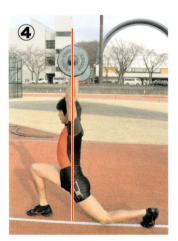

④ 側方体軸上にしっかりとバーベルシャフトが差し上げられている。右鼠径部（股関節）に体重が乗り、次の動作への移行準備ができている。

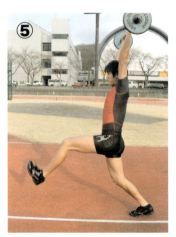

⑤ 体全体のアーチができて、仙骨に力が入っているので、鼠径部を支点にモモが引き上げられている。

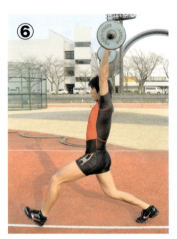

⑥ 左脚接地前からバーベルをより上方に差し上げる準備をしている。次の動作を意識して行うことが大切。

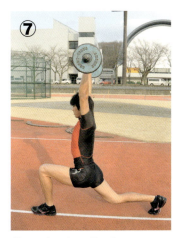

体の真下に体重をかけ、バーベルをより上方に差し上げる意識ができている。これにより、自動的に仙骨に力が入る。肩甲骨もしっかり締まっているので、この形が作れる。

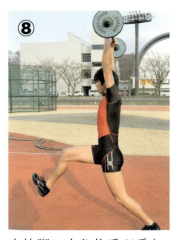

支持脚に十分体重が乗り、体全体のアーチができている。肩関節から耳の後ろに腕をつけて真っすぐバーベルを差し上げられている。

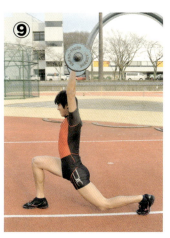

体の真下に体重をかけ、バーベルを上方に差し上げる意識でできている。これにより、自動的に仙骨に力が入る。肩甲骨もしっかり締まっていて、この形が作れる。

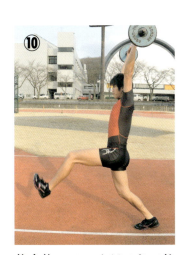

体全体のアーチができて仙骨に力が入っているので、鼠径部を支点にモモが引き上げられている。

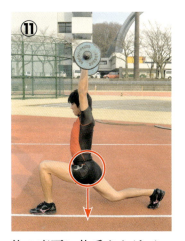

体の真下に体重をかけバーベルをより上方に差し上げる意識ができている。これにより、自動的に仙骨に力が入る。肩甲骨もしっかり締まっているので、この形がつくれる。

良い例

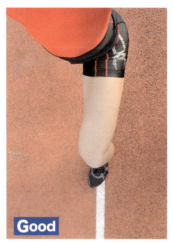

Good

つま先・膝・鼠径部（股関節の内側）が全部ライン上に乗っています。

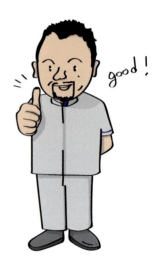

good！

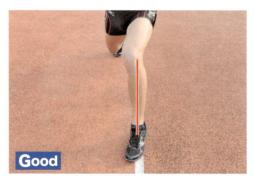

Good

膝・前脛骨筋でブロックできています。

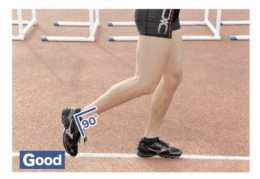

90°

Good

鼠径部を支点に遊脚側を移動します。

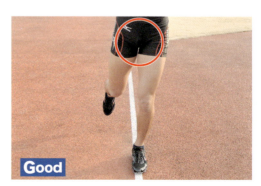

Good

支持脚側も鼠径部を意識して行います。

悪い例

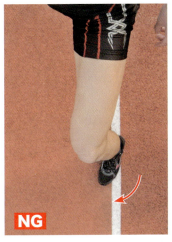
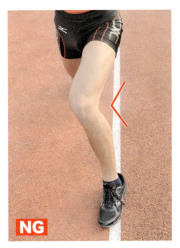
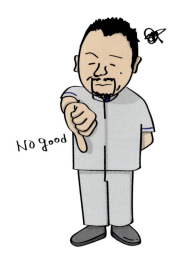

NG
膝・つま先が内側に入りすぎ。

NG
つま先がラインより内側に入ることにより、ニーインを誘発しています。

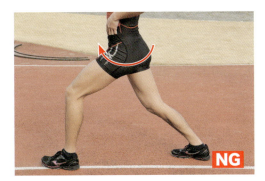
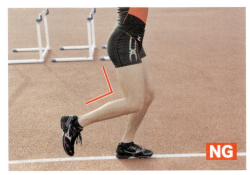

骨盤のローリングが発生。

NG
支持脚に体重を乗せる前に、右膝のたたみ行為が始まっています。

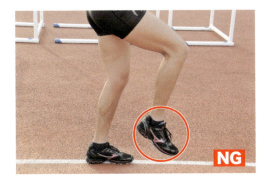
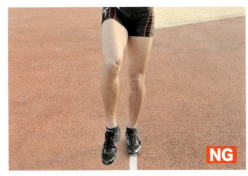

NG
振り出し脚のつま先下がり＋支持脚の重心下がりを誘発します。負の連鎖。

NG
振り出し脚（遊脚）側の膝から下を振り出さないこと。

シャフトを持たないで行うランジ

効果を上げるためのチェックポイント

① 背筋と同様に肩甲骨を締めて背骨側に寄せて肘を張ると、仙骨に力が入る。
② 仙骨に力が入ることにより、下腹部に力が入り、体にアーチが生まれる。
③ 下半身を落とした時と同時に胸を出すと猫背にならない。
④ 足を踏み出した時、後ろ足の膝が開いたり、足首にねじれが生じないようにする。
⑤ 後ろ足を前に持ってくる時（引き出す時）に、後ろ脚の踵を骨盤直下を通すように意識
　して行うと、股関節（鼠径部）の支点が安定して、スムーズにモモ（大腿部）が上がる。

頭の後ろで手を組む方がよい人の条件

① 猫背の人。
② 肩甲骨を背骨側に寄せられない人。
③ 走る時、顔が前に出すぎる人。
④ 走る時、膝から下を振り出してしまう人。

検証データ

　ラインをまたいで行うケースでは、目線の位置の意識や上半身のブレ（ローリング）の修正にエネルギーを使いがちで、気持ちが疲れます。
　右脚でラインを踏んで行うケースでは、上半身のブレや骨盤のブレが歩数を重ねれば重ねるほど起こり、体全体がクネクネしてきます。
　左脚でラインを踏んで行うケースでは、上半身がブロックできていて、ブレがなく、骨盤も正面を向いたままです。歩数を重ねれば重ねるほど体全体に力感が出てきます。

この検証をもとにまとめると

　ラインを踏んで行うと上半身のブレを修正しながらになってしまうことが多く、右肩下がり、右骨盤が後傾している右脚でラインを踏んで行うケースでは、上半身も骨盤のブレも大きく表れます。
　左肩上がり、左骨盤前傾している左脚でラインを踏んで行うケースでは、上半身も骨盤もブレません。力強くできます。
　同じようにウォーキング・ランジを行うにしても、ちょっとした実施ポイントを知っておくと、骨盤のズレを防止し体の軸も入ります。故障・ケガの予防に大いに役立ちます。
実施するなら、左脚で入り左脚で終わる、左脚先行のラインを踏んで行う方法をお勧めします。

注）右脚を基準にして行った場合、歩数を増やせば増やすほど、骨盤の左右のブレ、下肢のニーイン、それに伴う骨盤のブレを押さえようとして、両肩の変な動きが発生します。

初めて取り組む時
5歩：左脚で入り、左脚で終わる。
7歩：左脚で入り、左脚で終わる。

慣れてきたら
9歩：左脚で入り、左脚で終わる。
11歩：左脚で入り、左脚で終わる。

もっと慣れてきたら
バーベルの重さを増やす。腰椎アーチができて、仙骨でバーベルの圧を感じられるようにします。
11歩：左脚で入り、左脚で終わる。
15歩：左脚で入り、左脚で終わる。

ウォーキング・ランジを体得する際、感じてほしいこと

① バーベルシャフトを持ち、肩甲骨を背骨側に寄せると、仙骨に力が入る。
　　　□ 分かる　　　　　□ 分からない

② 左脚入りで左脚終わりは、上半身がブレない。
　　　□ 分かる　　　　　□ 分からない

③ 右脚は入りで右脚終わりは、右脚が前方に出て、上半身のブレ（ローリング）が発生する。
　　　□ 分かる　　　　　□ 分からない

④ 上半身のブレに伴って、足首がねじれる。
　　　□ 分かる　　　　　□ 分からない

⑤ 左脚でラインを踏んで行うと、真っすぐ脚が出る。
　　　□ 分かる　　　　　□ 分からない

⑥ 右脚でラインを踏んで行うと、真っすぐ脚が出ない。
　　　□ 分かる　　　　　□ 分からない

⑦ 後ろ脚を前方に踏み出す時、後ろ脚の踵をロックして前方に踏み出すとスムーズに動く。
　　　□ 分かる　　　　　□ 分からない

こんなことを体感してもらえると、うれしいです。

古谷の思考

「トレーニングは片寄らないように、全体的にまんべんなく」
「ウォーキング・ランジはこうやってやる」
等々、抽象的な言い方や指示を耳にすることがよくあります。

　アスリートは、具体的な指示とトレーニングの有効的な組み合わせを望んでいると思うし、そうでなければ向上しないと思っています。
「○○はここがポイントだから、しっかりしてやろう」
という指示が少ないように思います。

　ウォーキング・ランジの有効性を研究・検証するため、比較条件を特化することで、分かりやすくお伝えできたかと思います。

　トレーニング現場で行って、実感してみてください。

　『ストレッチ ing 編』の講習会を通しても、質問されたことの中に、
「全体的にまんべんなくやった方がいいですか」
「何か、これだけやっておけばいいということはないですか」
という両極端にもとれる問いかけがあります。

　じっくり時間をかけてやりたい方には
「一の扉から順に行ってください」
と答えます。

　ゴルフの前にやった方がよいものは何かと聞かれたら、ポール・ストレッチ ing(『ストレッチ ing 編』p.50 参照)。それができたら、九の扉「仙骨を力む」をお勧めします。

　「トレーニングが片寄らないように」と考えても、何が片寄りなのか、分からないことの方が多いと感じています。指導者の経験や相手の聞く耳によっても、いろいろな言い方や指示の仕方があるでしょう。

　体幹は (股関節、肩関節の連動は)「ここがポイントだよ。だから、ここを意識してやろう」という意識のポイントを明確に伝えることで、トレーニングの効果が倍増します。

　もちろん継続することが大前提ですが、こういう動きをしたいとイメージします。イメージした動きをするために、どういうトレーニングをしたらよいか、治療院の先生、指導者、パーソナルトレーナーに相談したり、トレーニング仲間とディスカッションしてください。

軸トレーニングの意識のポイントを伝える

↓

コツが分かる

↓

楽しくなる

↓

上達する

　故障やけがをした選手と関わることで、現場の指導者、治療院の先生と連絡をとるようになり、トレーニングの処方箋の話をするようになれば、大幅に故障、けがの予防に役立ち、相互に助け合えます。

　既に現場の指導者の方と治療院の先生、トレーナーの方々と連携を密に取られている方も多いと思います。

　トレーニングの種目によっては、リスクを抱えていると考えられるものがあります。

種　目	デメリットの理由
膝曲げ腹筋（p.27、28 参照）	膝の半月板がズレる。腰椎が後弯する。
レッグカール（p.28、29 参照）	膝の半月板がズレる。
レッグエクステンション（p.29 参照）	膝の半月板と骨盤が後傾する。
タオルギャザー（p.30 参照）	指先が丸まって、直立姿勢が不安定。歩行が不安定になる。

　ということで、アスリートを故障、ケガから守るために、私がお勧めしない理由です。治療後、スポーツ現場に復帰したあとの不思議な再発を経験されている治療家、セラピスト、スポーツトレーナーの方、参考にしてみてください。

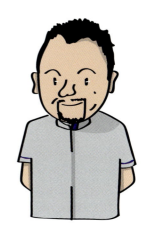

治療家の先生方へ

　施術院に来院され、痛みが回復し、「何か運動してもいいですか」「ウォーキングしてもいいですか」と聞かれたら、
「左脚先行で、左脚でラインを踏んでいるイメージで、もしくはラインのある場所を選んで歩くといいですよ」
とアドバイスしていただくと好結果につながります。

　アスリートのトレーニング復帰前の処方箋としてもよいと思います。一般のウォーキング愛好家にも「ウォーキングのコツ」として伝えてもらえるとよいと思います。

体表からの骨盤
と
内側からの骨盤

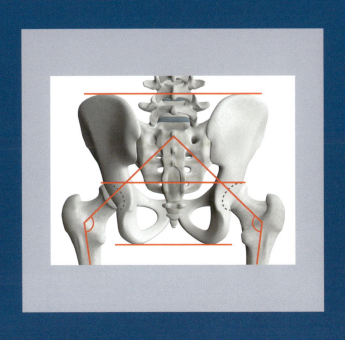

左側方に体軸が寄っている人の見分け方

静的な体軸が左に寄っているのは体表から分かります。

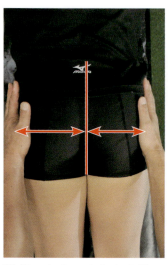

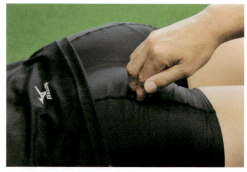

横幅の広い左殿部の弾力と横幅の狭い右殿部の弾力を比べると、右殿部の方が硬くて、弾力がありません。
※練習パートナー、トレーナーの方が確認してください。

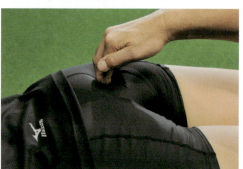

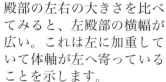

殿部の左右の大きさを比べてみると、左殿部の横幅が広い。これは左に加重していて体軸が左へ寄っていることを示します。

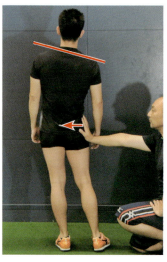

立位で殿部（大転子）を右から左へ押してみましょう。左側方に移動します。左へ体軸が寄っていることを示します。体軸が左側方に寄っている時、肩は左上がりになっています。

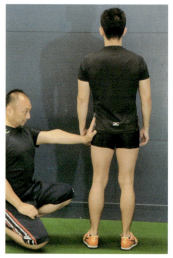

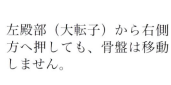

左殿部（大転子）から右側方へ押しても、骨盤は移動しません。

体軸が左寄りの人の治し方

レベル1：バックキック・ビギナーⅠ　（p.23・24 参照）

スタートポジション

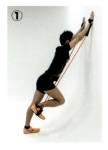 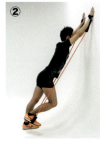 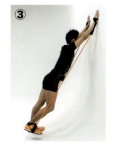 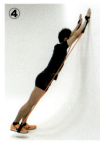 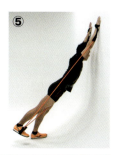

フィニッシュポジション

レベル2：ビギナーⅡ　（p.23・25 参照）

スタートポジション

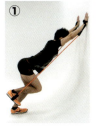 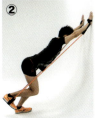 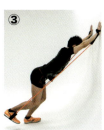 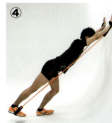 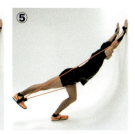

フィニッシュポジション

レベル3：ノーマル　（p.26 参照）

スタートポジション

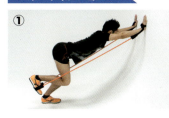 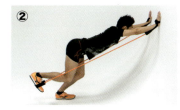 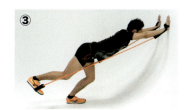

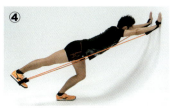 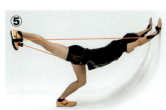

フィニッシュポジション

体表からの骨盤と内側からの骨盤

第10章

レベル4：クラウチング　（p.27 参照）

（p.27 参照）

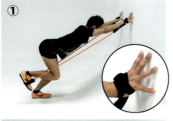
①

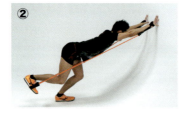
②

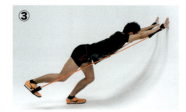
③

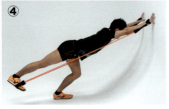
④

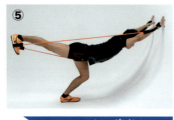
⑤

フィニッシュポジション

レベル5：プロ　（p.28 参照）

（p.28 参照）

スタートポジション

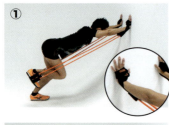
①

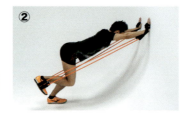
②

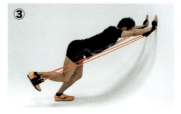
③

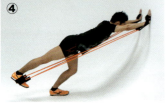
④

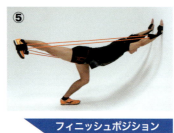
⑤

フィニッシュポジション

体表からの骨盤と内側からの骨盤

第10章

体軸が整ったかどうかを
確認する方法

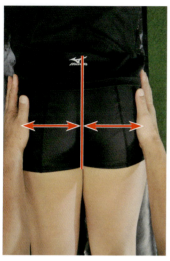

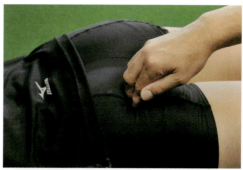

左殿筋の弾力と右殿筋の弾力が均等になっています。
※練習パートナー、トレーナーの方が確認してください。

目で見て左右の殿部の幅（大きさ）が等しくなっています。

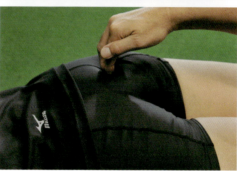

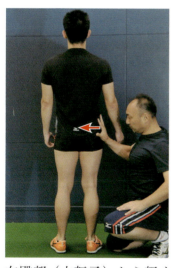 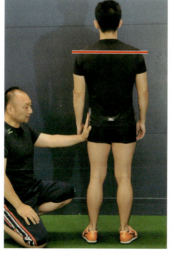

右殿部（大転子）から軽く押しても、左殿部（大転子）から押しても移動しない。肩の高さもそろっています。これは、体軸が整ったことを示します。
※膝のうしろを伸ばして、力を入れて立ってもらいましょう。

体表からの骨盤と内側からの骨盤

第10章

159

体軸が整ったかどうかを「動的」に確認する方法

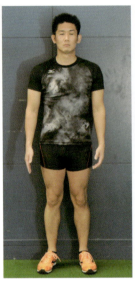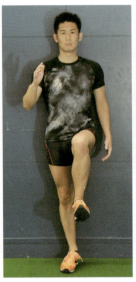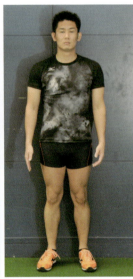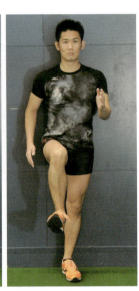

モモ上げをすると、股関節前方（鼠径部）を中心に、上がりやすくなるのを感じます。第三者も、支持脚に対してロスなく動くのが分かります。

ウォーキング・ランジで確認する時、左脚先行で行っても、右脚先行で行ってもストライドの幅の誤差がなく、横へのフラつきが出なくなります。

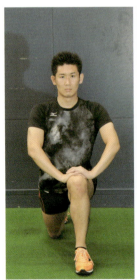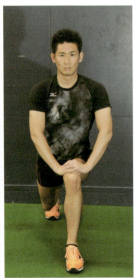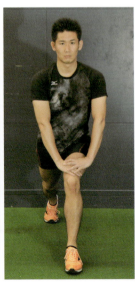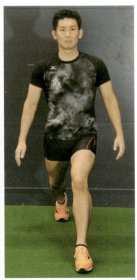

その場での立ち上がりで確認すると、左脚を前にしての立ち上がりと右脚を前にしての立ち上がりの感覚が同じになります。

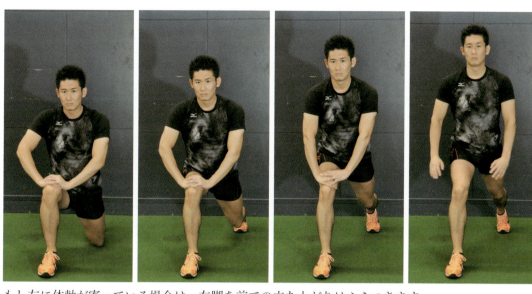

もし左に体軸が寄っている場合は、右脚を前での立ち上がりはふらつきます。

体軸が整ったブレない骨盤の骨格バランス

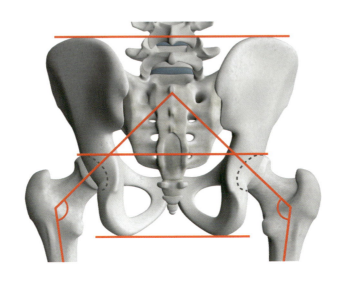

左右の座骨を結ぶライン、大腿骨頭を結ぶライン、腸骨稜を結ぶラインが水平になっている時、大腿骨頚体角は 130° の状態にある。この時、頚体角の交点は S1（仙骨 1 番）にある。

体軸が左に寄っている骨盤の
骨格アンバランス

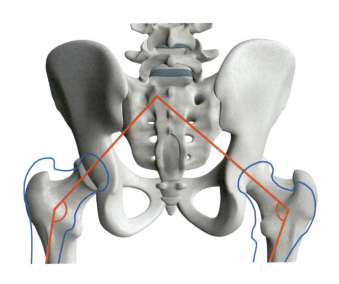

右下肢が内転内旋することで、頚体角が130°以下になり、左下肢が外転外旋し、頚体格が130°以上になる。よって、頚体角の交点はS1（仙骨1番）とS2（仙骨2番）の左側方にズレる。右腸骨は後傾（後方下方）、左腸骨は前傾（前方上方）のズレを生じている。よって、体表から右から左に手掌で押されると動揺することになる。

腹筋は本当に有効なトレーニングなのか

座談会形式で聞いてみた

古谷　　どうして腹筋なんだ？
Ｙ君　　腹が割れている方が、見栄えがいいから。
Ｗ君　　それ以外のやり方を知らない。
Ｆ君　　大人に言われたから。

古谷　　いつから腹筋の指導を受けたの？
Ｙ君、Ｗ君、Ｆ君、Ｓさん　　小学校の頃。

古谷　　腹筋を受け入れた根拠は？
Ｙ君、Ｗ君、Ｆ君、Ｓさん　　みんながやっているから。

古谷　　「腹が割れる」って？
Ｙ君　　アスリートは腹が割れている方が、正しいと思っています。
Ｙ君、Ｗ君、Ｆ君、Ｓさん　　ボクサーや格闘技系の選手は防御作用の一環で必要かもし
　　　　れないが、他の競技においては猫背になる腹筋は必要ないと思います。
Ｙ君、Ｗ君、Ｆ君、Ｓさん　　体幹の深部の筋を鍛えるべきだと思います。

古谷　　少し視点を変えてみよう。「腹筋・背筋・腕立て」を教わった順に並べてみよう。
Ｙ君　　「腹筋・背筋・腕立て」の順ですね。
Ｗ君　　私もそうです。
Ｙ君　　僕もです。

古谷　　じゃあ、聞くよ。なぜ、その順にやってたの？
Ｙ君、Ｗ君、Ｆ君　　みんなやってたから。先生に言われたから。

古谷　　何の疑問も持たなかったの？
Ｙ君、Ｗ君、Ｆ君　　全く。
Ｆ君　　そんなもんだと思ってました。
Ｔさん　私もそんなもんだと思ってました。
Ｓさん　気にもしてなかった。

古谷　　いつごろから、おかしいなって思ったの？
Ｙ君　　腹筋しても何に効くか分からなくなった時ですかね。
Ｗ君、Ｆ君　　古谷さんに言われてからですかね。あー、そーなんだって。
Ｓさん　股関節を痛めた時、古谷さんに説明を受けて、背筋を主体にやるようになってか
　　　　らですかね。
Ｔさん　私は腹筋あかんのかどうか分からなかったけど、何か変化しないと変わらないと
　　　　思ったからかな…。

W君　もう僕は信じるしかなかった。結果残さないと、チームでも居場所がなくなりそうだったから、必死でした。

Y君　背筋とプッシュアップはすぐつながりましたよ。脊柱伸展したあと、プッシュアップバーを使うと肩甲骨がむちゃくちゃ締まるし、やったあと股関節がよく動くから「やるしかないな」って思いました。

Kさん　背筋やったあとは、特に脚が前に出しやすい。

Sさん　それは私も実感します。

古谷　じゃあ、疑問1「誰がこの順番を決めたのかね？」

Y君　言いやすいからじゃないんですか。そんな順番なんてどうでもいいから、ギモン持たんでしょ。

古谷　そうかな。順番大事でしょ、効果を考えたら。違和感あるわぁー。

Y君　今となればそうなんですが、高校の時までは、これっぽっちも考えてませんでしたよ。

古谷　あっ、そう。疑問2「刷り込みだったんでしょ？」

Y君、W君、Tさん、Sさん　そうですね。

古谷　疑問3「この順番に意味はないでしょ？」

Y君　今日はやたらこだわりますね。

古谷　そりゃ、こだわるよ。俺は「腹筋やらない先生」なんだから。

W君　最近、そうやって呼ばれてるんですか。

古谷　そうだよ。「腹筋やっちゃいけない先生」だって言われてる。

F君　古谷さん、本望でしょ？

古谷　はい。望むところです。じゃ、質問を変えていくよ。あえて「腹筋の役割は？」と考えたならば何ですか。

Y君　防御でしょ。

F君、W君　僕らも、そう思います。

古谷　能動的動作には関与しないね。一般的にみなさんが言っているところの腹筋を解剖学的に筋の付着部から解析すると、腹直筋は第4肋骨〜恥骨に付着している体幹の屈曲作用だから。体を丸める防御時に作用、対応してくれるものと考えた方がいいよね。

古谷　じゃあ、次の質問にいくよ。腹筋に代わるものは何でしょう？

全員　大腰筋

古谷　正解。大腰筋だよね。背筋で脊柱伸展力を増して、大腰筋を実施すると、素晴らしいコンビネーションになる。プラス、肩甲骨の可動域を得るトレーニングを提案します。

W君、F君　その理由って何ですか。

古谷　軸の入った体で、疲労しづらい体になり、その体はダイナミックな反発力を得ることになるからだよ。

Y君　迷わず、背筋ってことですよね。

Kさん　背筋台、買いました。脊柱の伸展力が増していくと、筋肉が骨に巻き付いてきて、関節の痛みがなくなって「これやな」って実感します。皮膚の色が白っぽくて「白ブタ」って言われていたのが、太陽光を浴びてなくても、健康的な茶系の肌色になって、ツヤが出てきました。

古谷　それは、継続してやってるからだよ。

Kさん　アスリートで、変化のない人、実感できない人は効果が出るまでやっていません。数が圧倒的に足りないと思います。

古谷　無酸素になって関節がきしみ出して、そこからの数が勝負だよね。

Kさん　そうなんですよ。次の日、腹とか、ちぎれそうな筋肉痛出ますもの。そこが大切なんですよ。

古谷　僕が施術に当たっていて、一番間違えたトレーニングをしているなと感じるのは、体のツイスト、捻転を強いられるトレーニングです。最低、最悪なのが、膝を曲げて、あお向けに寝て、上半身を起こす腹筋と、その型のツイスト運動。ツイスト捻転が強調されて、やった感はあるのかと思いますが、最も下肢、足首に症状（痛み）が出ます。長距離選手なら確実に腸脛靭帯炎を誘発します。検証中にどんどん足首の外顆と内顆の間隔が広がり、腓骨下端部が下に落ちて膝関節の横径が広がり、腓骨頭が出っ張ってきます。いち早く、なくした方がいいトレーニング方法です。

ザ・撲滅 !!　膝曲げ腹筋

　全国の指導者の皆様に声を大にして言いたい。このやり方を教えるのはやめていただきたい。あなたの大切な選手、子どもたちが明日痛みを出します。要注意です。

　下肢主働筋に連動して働く筋、関節の連動性を考え、シンプルにアスリート、選手たちが向上していくトレーニング法を見つけ出していきましょう。そういう努力を惜しまず、続けていきましょう。

　目指すべき「形」は腸骨を前傾気味にし、立った骨盤位置をキープすること。立った骨盤をつくり込むこと。

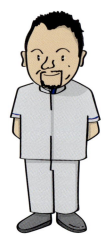

**これは私の生涯を通しての
チャレンジです。**

あとがき

　多くの方との出会いがあり、たくさんのヒントを与えてもらって、今日に至ります。大半のアスリートは、人生の前半で大成しスポットライトを浴びる。施術院に来院される方々の大半は、人生の中盤から後半に痛みを持って来院されることが多い。スポーツをしていない方からアスリートまで、支えられるようになりたいと取り組んできた中で、パフォーマンス向上の『軸・腱トレーニング編』を執筆させていただくにあたり、出会いとヒントを与えていただいた方々に感謝申し上げます。

　読んでいただいて、いかがだったでしょうか。何か「これは、やれるな」とヒントを得られることや、「これだな」と思えるものは見つかりましたか。

　執筆活動中に興味深いテレビ番組がありました。NHK スペシャル「ウサイン・ボルト、ミラクルボディー」［NHK 総合、2012 年 7 月 14 日放送］です。身体骨格の解析で、骨盤の左右差があり、左が前傾し右が後傾している。左脚には乗り込めるが右脚には乗り込めず、右足首の接地が遅れるスロー VTR が流れました。これのバランスをとるために、左手は「パー」で右手は「グー」で腕振りをするんだと本人が答えていました。スーパー・アスリート、ウサイン・ボルトの骨格解析番組を食い入るように見ました。「体格、骨格差があっても、左右の骨盤差をなくせば、パフォーマンスは向上する」と番組を見ながら、心の中で、確信めいたものがありました。

幼い頃の回想
　治療家を志す前の幼い頃、私は、おばあちゃんの肩（僧帽筋）や肩甲骨の間（菱形筋・肩甲挙筋）を「ここのコリコリした凝った所でいいの？」とか聞きながら、よくたたいていました。この「肩たたき」をして 10 円もらえるし、おばあちゃんに喜んでもらえるから、進んで行いました。小遣い欲しさに、母親にも続けて行いました。合わせて 20 円になります。しかし、父親は、たたくとあまり喜ばず、小遣いはくれませんでした。「そこを押してくれ」「じわーっと押してくれ」と言う人で、肩と腰はパンパンに張っていました。

　子どもの頃、小遣い稼ぎのキーワードに使っていた「凝り」という言葉は、夏目漱石の『門』という小説に出てきて以来、肩の筋肉の硬い部位を押す時に使うんだというのは知る由もありませんでした。当時の私には小遣いが稼げる魔法の言葉のように思えていました。

　おばあちゃんと母親はたたくと喜んでくれるのに、父親は何で喜んでくれないんだろうかと思いつつも、その人が気持ちいいということをしていればいいんだと、小遣いをもらえるからと割り切ってやってました。父親は、なかなかすぐには喜びませんでした。

　今思うと、筋紡錘と腱紡錘で硬さの成り立ちの質が違うから、たたくと良くなる部位と押すと良くなる部位があることは理解できるのですが、子どもの頃の私は、目の前の「にんじん」しか見えてなくて、邪心の塊のような奴でした。そんな私が治療家を志し、現在、その世界で食べているのですから、不思議な感じがします。付いた師匠が良くて、兄弟弟子が良かったからの何ものでもありません。感謝申し上げます。

　「ほぐす」と「凝り」だけじゃない。筋紡錘と腱紡錘、ゴルジ腱器官…。様々な受容器の働きを理解するのには時間がかかりました。最初はさっぱり分かりませんでした。勉強していけばいくほど、分かるようになった。きっかけは起始と停止に刺激を加えるのか、筋腹に刺激を加えるのかを実技指導をしていただいてからでした。「へぇー、こんなにソフト

にしか触れていないのに改善し治っていく」「ええー、ここは、こんなに強くても大丈夫なんだ」。目が点になることや目からウロコの日々の繰り返しばかりでした。「わっ、ぴったりそろってる」「この人、天才と違うか」と、師匠、兄弟弟子を見ながら思っていた私。いつかは自分もそうなりたい。そうなろうと思いながら、今日に至っております。これからも、まだまだ続きます。

左右非対称になっている骨盤に直接刺激を加える方法
・肩関節、肩甲骨（肩甲帯）から連動させるように刺激を加える方法
・仙骨を力んでトルソ（胴体）体幹部をしっかりさせる方法

　取り組みやすい方法から馴染んでください。とっかかりが分からなかったら、まず、背筋か大腰筋トレーニングのどちらかを選択してください。取り組んで下さって、皆様のパフォーマンス向上を願っております。

山田壮太郎選手（砲丸投げ・日本記録保持者）を介して
　2006年冬、大学のコーチ時代に、当時アメリカに練習拠点をおいていた為末大選手（400mH・日本記録保持者）が「山田さあー、アメリカの投てき選手、こんなことしよったでぇー」といって、メディシンボールのトレーニングを教えてくれました。それ以来、研究と検証を重ねて、効果を上げることができました。ありがとうございました。感謝申し上げます。

2008年11月
　仙骨を力んで最大出力を上げること、縦軸、対角線軸は入れられるようになってきており、軸の入れ替えドリルをパワー系スプリンターから教わりたく、杉本龍勇氏（バルセロナ・オリンピック400mリレー・アンカー、6位入賞）にご指導を仰ぎました。その時、教えていただいたウォーキング・ランジを研究・検証を重ねて効果を上げることができました。ありがとうございました。感謝申し上げます。

　若かりし頃に関わっていただいたアスリートの方々、今の私の知識をあの時の「あなた方に、皆さまに」お伝えできていればと思ってなりません。その分、これから関わっていく皆さまに分かりやすくお伝えし、末長く伝承されていく努力をいたします。どうぞ、その時はまたご協力ください。よろしくお願いいたします。

謝辞
　書籍の写真撮影の依頼を快く引き受けて、トレーニングルーム、競技場の使用許可を取っていただいた法政大学陸上競技部の苅部俊二監督、成田道彦副部長、ありがとうございました。皆さまのご協力に心から感謝申し上げます。

追記
　2012年12月9日、母校、和歌山県立熊野高等学校90周年記念事業に、パネルディスカッションのコーディネーターとして参加させていただきました。やり投・日本記録保持者（87m60）の溝口和洋氏との控室での印象的な言葉を記載させていただきます。

　「どうやって、リラックスして投げるんですか」というインタビューが多い中、「リラックスなんかして、投げられへんよ」と答えていたと、穏やかな口調で述懐してくれました。
　「力を入れな、やりは投げられません」
　「力むポイントを探っていったら、あの形になった」
　ウエイトは毎日しないという通説の時代に、「ウエイトは毎日動けなくなるまでやった」。

常識に抗いながら、己の信じる道をやりきったアスリートの魂を感じた。心地よい時間でした。

　詳しく知りたい方は、『異形の日本人』（上原善広著、新潮新書、680円［税別］）の p.42 ～91 をお読みください。

《撮影協力》
法政大学陸上競技場およびトレーニングルーム

《モデル》
戸谷隼人　2011年 日本選手権 男子走り幅跳び7位
坂本絵梨　2013年 全日本インカレ 女子三段跳びチャンピオン
勝俣啓介　古谷施術院 草加本院 副院長

もっと強くなりたきゃこれを読め!!
軸・腱トレーニング編

2015年1月9日　初版第1刷 発行
著　　者——古谷　真人
発 行 者——斎藤　信次
発 行 所——株式会社　科学新聞社
　　　　　　東京都港区浜松町 1-2-13　〒105-0013
　　　　　　Tel：03-3434-3741　　Fax：03-3434-3745
　　　　　　http://www.chiro-journal.com
　　　　　　振替 出版局　00130-1-152225

印刷・製本——港北出版印刷株式会社